Metabolismo y

Isabel Antonieta Meza Zerpa
Carlos Medina

Metabolismo y Síndrome de ovario poliquisitico

Efecto de metformina sola o combinada con sitagliptina en pacientes con síndrome de ovario poliquìstico

Editorial Académica Española

Imprint

Any brand names and product names mentioned in this book are subject to trademark, brand or patent protection and are trademarks or registered trademarks of their respective holders. The use of brand names, product names, common names, trade names, product descriptions etc. even without a particular marking in this work is in no way to be construed to mean that such names may be regarded as unrestricted in respect of trademark and brand protection legislation and could thus be used by anyone.

Cover image: www.ingimage.com

Publisher:
Editorial Académica Española
is a trademark of
International Book Market Service Ltd., member of OmniScriptum Publishing Group
17 Meldrum Street, Beau Bassin 71504, Mauritius

Printed at: see last page
ISBN: 978-620-2-12594-9

Zugl. / Aprobado por: Barqusimeto, Universidad Centroccidental "Lisandro Alvarado", Tesis Doctoral, 2015

UNIVERSIDAD CENTROCCIDENTAL
"LISANDRO ALVARADO"

**EFECTOS DE METFORMINA SOLA O COMBINADA CON SITAGLIPTINA
EN VARIABLES ENDOCRINO - METABÓLICAS Y MARCADORES DE
RESPUESTA INFLAMATORIA EN PACIENTES
CON SÍNDROME DE OVARIO
POLIQUÍSTICO**

ISABEL MEZA ZERPA

DEDICATORIA

A Dios y a la Santísima Virgen María Auxiliadora, por permitirme tener la salud y la voluntad de alcanzar esta meta.

A mi papá, por ser este uno de tus sueños, el cual estoy cumpliendo.

A mi mamá, por ser mi apoyo, amiga y fortaleza.

A mis hijos, por ser mi razón de vivir y que este triunfo les sirva de ejemplo para siempre alcanzar la excelencia.

AGRADECIMIENTO

A Amanda, por su amistad, compañía, apoyo y solidaridad.

A la Lic. Beatriz Pacheco y el personal del Laboratorio de Farmacología Clínica por su incondicionalidad.

A Lic. Marlon Mascia, Lic. Jimena Bustamante y el personal del Laboratorio Clínico Mascia por su valiosa disposición y apoyo.

Al Dr. Carlos Medina sus sugerencias y correcciones oportunas

Al Dr. Carlos Rodríguez, por sus servicios prestados en la realización de los ecosonogramas.

Al personal del Ambulatorio Urbano tipo II "Dr. Ramón Gualdrón", por colaboración, apoyo y solidaridad.

A todas aquellas personas que de una u otra manera, contribuyeron a la realización de esta investigación con un gesto y palabra de apoyo.

ÍNDICE DE CUADROS

Cuadro   **pp**

ÍNDICE DE GRAFICOS

ÍNDICE DE FIGURAS

ÍNDICE

UNIVERSIDAD CENTROCCIDENTAL "LISANDRO ALVARADO"
DECANATO DE CIENCIAS DE LA SALUD
"DR. PABLO ACOSTA ORTIZ"
DOCTORADO EN CIENCIAS BIOMÉDICAS

EFECTOS DE METFORMINA SOLA O COMBINADA CON SITAGLIPTINA EN VARIABLES ENDOCRINO- METABÓLICAS Y MARCADORES DE RESPUESTA INFLAMATORIA EN PACIENTES CON SÍNDROME DE OVARIO POLIQUÍSTICO

Autora: Isabel Meza Zerpa
Tutor: Dr. Carlos E. Medina S.

RESUMEN

El síndrome de ovario poliquístico es una disfunción endocrino-metabólica que afecta del 6 al 10% de las mujeres en edad reproductiva. Se caracteriza por anovulación crónica e hiperandrogenismo y la presencia de complicaciones metabólicas asociadas a un estado de insulinorresistencia. Para evaluar los efectos de metformina sola o combinada con sitagliptina en variables endocrino- metabólicas y marcadores de respuesta inflamatoria en pacientes con síndrome de ovario poliquístico, se realizó un ensayo clínico por 8 semanas, con grupos paralelos, ciego. Las pacientes fueron captadas en la consulta de ginecológica del Ambulatorio Urbano tipo 2 "Dr. Ramón Gualdrón". La muestra estuvo constituida por dos grupos de 12 pacientes cada uno, seleccionados bajo criterios de inclusión y exclusión, asignados al azar al grupo de metformina (Grupo A) o de metformina y sitagliptina (Grupo B). La edad promedio fue de $25,42 \pm 1,01$ años y el promedio de IMC fue de $28,80 \pm 1,44$ Kg/m^2. La glicemia fue normal en ayunas y posterior a la carga oral de glucosa, se observó descenso en el nivel sérico de insulina en ayunas (p =0,18)y del índice HOMA en el grupo B posterior al tratamiento (p=0,91). No hubo cambios estadísticamente significativos luego del tratamiento en ambos grupos en los niveles de colesterol total, LDL- colesterol y triglicéridos. El nivel de HDL – colesterol disminuyó en el grupo A (p = 0,01). El nivel de ácido úrico disminuyo y el de progesterona aumentó en ambos grupos luego de tratamiento sin significancia estadística. Los marcadores inflamatorios IL-6 y FNT- α disminuyeron en ambos grupos luego de tratamiento. El uso de metformina combinada con sitagliptina podría disminuir el estado de insulinorresistencia que acompaña el SOP, mejorar el nivel de progesterona y disminuir el estado de inflamación crónico. Nueva investigación son necesarias para confirmar estos hallazgos.

Palabras Clave: ovario poliquístico, insulinorresistencia, metformina, sitagliptina.

UNIVERSIDAD CENTROCCIDENTAL "LISANDRO ALVARADO"
DECANATO DE CIENCIAS DE LA SALUD
"DR. PABLO ACOSTA ORTIZ"
DOCTORADO EN CIENCIAS BIOMÉDICAS

EFFECTS OF METFORMIN ALONE OR COMBINED WITH SITAGLIPTIN IN VARIABLES ENDOCRINE-METABOLIC AND INFLAMMATORY RESPONSE MARKERS IN PATIENTS WITH POLYCYSTIC OVARIAN SYNDROME

Author: Isabel Meza Zerpa
Advisor: Dr. Carlos E. Medina S.

ABSTRACT

Polycystic ovarian syndrome (PCOS) is a dysfunction endocrine-metabolic that affects 6 to 10% of the women in reproductive age. It is characterized with chronic anovulation and hyperandrogenism and the presence of metabolic complications associated to an insulin-resistance state. To evaluate the effects of metformin alone or combined with sitagliptin in metabolic-endocrine variables and inflammatory response markers in patients with Polycystic ovarian syndrome, a clinical trial was conducted for 8 weeks, with blind parallel groups. The patients were chosen in the gynecologic consultation of Urban Ambulatory type 2 "Dr. Ramón Gualdrón". The sample was constituted of 2 groups of 12 patients each, selected under inclusion and exclusion criteria, randomly assigned to the group of metformine (Group A) or the metformin and stiagliptin (Grupo B). The average age was $25,42 \pm 1,01$ years and the average IMC was $28,80 \pm 1,44 Kg/m2$. The glycemia was normal in fast and after a glucose oral dose, it was observed a decrease in the serum level of insulin in fast (p=0,18) and the HOMA in the group B after the treatment (p=0, 91). There were no statistically significant changes after the treatment in both groups in serum levels of total cholesterol, LDL-Cholesterol and triglyceride. The level of HDL-Cholesterol decreased in group A (p=0,01). The uric acid decreased and the progesterone increased in both groups after treatment without statistical significance. The inflammatory markers IL-6 and FNT-α decreased in both groups after treatment. The use of metformin combined with sitagliptin could improve even more the insulin-resistance that escorts PCOS, just as it improves levels of progesterone and decreases the chronic inflammatory state. New investigations are necessary to confirm the findings.

Palabras Clave: polycystic ovarian syndrome, insulin resistance, metformin, sitagliptin.

INTRODUCCIÓN

La salud de la mujer se fundamenta en la prevención, detección, diagnóstico y tratamiento de un conjunto de trastornos que son específicos de este género, que traen como consecuencias afecciones sistémicas y específicas del área reproductiva que incrementan su morbimortalidad. Dentro de las patologías femenina se encuentra, el Síndrome de Ovario Poliquístico (SOP) considerado la endocrinopatía más frecuente en mujeres en edad reproductiva, el cual impacta de manera significativa en la calidad de vida de estas pacientes (Dunaif, 1997).

El SOP se caracteriza por alteraciones del ciclo menstrual, hiperandrogenismo y anovulación que se expresa clínicamente en infertilidad, estas alteraciones son los principales motivos por los cuales consultan estas pacientes; sin embargo desde 1980, Burghen planteó la asociación de este síndrome con la resistencia a la insulina y con una mayor frecuencia de sobrepeso y obesidad y además, el incremento de la prevalencia de Diabetes Mellitus tipo 2, hígado graso no alcohólico, hipertensión arterial, disfunción endotelial y enfermedad ateroesclerótica coronaria en este tipo de pacientes.

La fisiopatología de este síndrome tiene múltiples aristas donde interviene todos los componentes del eje hipotálamo – hipófisis – ovario con incremento de la concentración de hormona luteinizante que favorece la producción androgénica ovárica por células tecales hipertróficas, sin que ocurra la adecuada aromatización a estrógenos por las células de la granulosa del folículo ovárico, lo que trae como consecuencia insuficiencia en su proceso de maduración. Sin embargo, este conjunto de eventos no justifica las manifestaciones metabólicas que presentan la mayoría de las pacientes, con incremento de la grasa abdominal, perfil lipídico aterogénico, alteraciones del metabolismo de los hidratados de carbonos e incremento del riesgo cardiometabólico, donde la resistencia a la insulina parece ser la responsable. (Mira, 2005).

1

Estos eventos descritos en conjunto con el hiperinsulinismo compensador condicionan un posible agotamiento de las células beta pancreática e incrementa la disfunción endotelial. El diagnóstico oportuno y el tratamiento eficaz garantizan una mejor calidad de vida de estas pacientes que se encuentran en un grupo etario de edad reproductiva. El tratamiento ha variado a lo largo del tiempo justificado en la fisiopatología de este síndrome mediante el uso de anticonceptivos orales, cirugía de resección parcial de ovario y el uso de sensibilizadores de la insulina.

En la actualidad, se ha planteado la importancia que tiene en la secreción de insulina las incretinas - hormonas secretadas en el tubo digestivo en respuesta a la secreción de glucosa - las cuales además de incrementar la secreción de ésta, tienen un conjunto de efectos sistémicos que involucran el área cardiovascular, hepática y pancreática que podrían ofrecer beneficios en la restauración de la homeostasis pérdida en el SOP (Arachavaleta, 2006). Con todo este sustento teórico se realizó esta investigación que tuvo como objetivo evaluar los efectos de metformina sola y combinada con sitagliptina en variables endocrino – metabólicas y marcadores de respuesta inflamatoria en pacientes con SOP.

La presente tesis doctoral está estructurada en cuatro capítulos. En el capítulo I esta descrito el planteamiento del problema, donde se presenta el contexto a investigar, los objetivos, la justificación e importancia de esta investigación. En el capítulo II se presentan los antecedentes de la investigación, las bases teóricas y las bases legales. El capítulo III detalla el marco metodológico para el desarrollo de esta investigación y en el capítulo IV los resultados obtenidos en la investigación y, en el capítulo V se plasma la discusión y en el capítulo VI las conclusiones obtenidas.

CAPÍTULO I

EL PROBLEMA

Planteamiento del problema

El Síndrome de Ovario Poliquístico (SOP), también denominado hiperandrogenismo ovárico funcional o anovulación crónica hiperandrogénica, es una disfunción endocrino-metabólica de alta prevalencia (6 al 10%) en las mujeres en edad reproductiva (Sir-Petermann y col., 2001). Se caracteriza, por anovulación crónica e hiperandrogenismo con variadas manifestaciones clínicas que incluyen oligomenorrea, infertilidad, hirsutismo y acné, por las cuales las pacientes con SOP pueden buscar asistencia médica, pero son las complicaciones asociadas a este síndrome como obesidad, dislipidemia, resistencia insulínica y, con menos frecuencia la hipertensión arterial, los determinantes más importantes del estado de salud general de esta población (Ehrmann y col., 2006).

Aunque este síndrome fue descrito hace muchas décadas, es aún una patología de gran interés y controversia debido a su heterogeneidad, por su compleja fisiopatología y las complicaciones de tipo reproductivas y metabólicas implicadas en su desarrollo; ante la presentación clínica tan diversa, investigadores plantearon las necesidad de establecer criterios diagnósticos por esta razón en 1990, durante la conferencia sobre SOP, el *National Institute of Health (NIH)* en Bethesda estableció como criterios la presencia clínica de hiperandrogenismo (hirsutismo, acné y alopecia androgénica) o niveles de andrógenos elevados en la sangre y la exclusión de otras alteraciones hormonales, como la hiperprolactinemia, hiperplasia suprarrenal no clásica y los trastornos tiroideos; dichos criterios no contemplaron el criterio ecográfico para el diagnóstico (Checa y col., 2007).

Sin embargo, desde la década pasada la ultrasonografía transvaginal ha establecido que la mayoría de las mujeres con SOP presentan una distribución particular de los folículos ováricos con ubicación en la periferia ovárica, por lo tanto, en mayo del 2003, fueron establecidos en Rotterdam los criterios actuales del SOP, los cuales son los más usados a nivel mundial para el diagnóstico de esta patología (Kauffman y col., 2008).

A pesar de que la presentación clínica del SOP puede llegar a ser muy variable y, por lo general se inician en el periodo perimenárquico con la aparición de alteraciones menstruales (oligomenorrea, amenorrea secundaria y metrorragia endometrial por hiperplasia endometrial), manifestaciones de hiperandrogenismo (acné, seborrea, hirsutismo y alopecia androgénica) y obesidad tipo androide (Sir-Petermann y col., ob. cit.), las anormalidades bioquímicas pueden estar presentes desde el momento de la adrenarquía y acompañarse de hiperinsulinismo (Strauss y Dunaif, 1999). Muchas mujeres tienden a no desarrollar signos clínicos de exceso de andrógenos por diferencia genética en el número y sensibilidad de los tejidos blanco a los andrógenos. Respecto a la infertilidad, puede ser el síntoma de presentación de la anovulación (Dunaif, 1997).

La fisiopatología del SOP implica un conjunto de anormalidades endocrinas que se autoperpetúan hasta constituir un círculo vicioso (Mira, 2005); de la misma manera que la definición y los criterios diagnósticos de esta entidad nosológica han cambiado, a través del tiempo los mecanismos fisiopatológicos se han modificado por la influencia de factores ambientales, alteraciones del eje hipotálamo – hipófisis – ovario, factores metabólicos como la resistencia insulínica y de ciertos péptidos de actividad hormonal (Sharma y Atiomo, 2003).

Un elemento a considerar en su patogenia es el componente genético que explica la agrupación familiar de la enfermedad involucrando una herencia poligénica, en la cual estaría sobreexpresada la esteroideogénesis de las células de la teca, lo que sugiere que esta anormalidad en el SOP afecta la transducción de las señales de las vías de control en la expresión de esta familia de genes (Checa y col., ob. cit).

4

Dentro las características fisiopatológicas del SOP está la secreción inapropiada de gonadotrofinas, con un aumento en la pulsatilidad de la secreción del Factor Liberador de Gonadotrofina (GnRH) que trae como consecuencia una concentración de Hormona Luteinizante (LH) anormalmente elevadas y de Hormona Folículo Estimulante (FSH) normal o en el límite inferior de la normalidad (Checa y col., ob. cit), lo cual incrementa la actividad de la enzima citocromo P-450c17 y disminuye la actividad de la aromatasa de las células de la granulosa, incrementando así la producción de precursores androgénicos ováricos los cuales no son adecuadamente aromatizado a estrógenos.

Así como se ha considerado que la alteración del eje hipotálamo - hipófisis - ovario interviene en la patogenia del SOP, en el ovario intrínsecamente se ha observado una insuficiencia en la maduración folicular, donde numerosos folículos inician el proceso de crecimiento, los cuales evolucionan a la atresia antes de la aparición de un folículo dominante; además hay una hipertrofia del estroma que genera una envoltura esclerosa del ovario (Checa y col., ob. cit). La hipersensibilidad androgénica de las células tecales ováricas a la estimulación de la LH, ha sido demostrada por varios grupos de investigadores al observar que cuando el ovario es estimulado con análogo de GnRH y gonadotrofina coriónica humana se obtiene una producción similar de 17- hidroxiprogesterona (Mira, ob. cit).

Estos mecanismos fisiopatológicos podrían justificar las manifestaciones endocrinas del SOP, el hiperandrogenismo y la anovulación, sin embargo, esta patología se acompaña de un conjunto de características metabólicas particulares como mayor tendencia a la obesidad, anormalidad del metabolismo de los hidratos de carbono, dislipidemia, hígado graso y riesgo cardiovascular aumentado, en todas ellas, la resistencia insulínica parece ser el eje central. Ambas manifestaciones clínicas del SOP endocrinas y metabólicas - están íntimamente relacionadas con mayor concentración de andrógenos e insulina y alteraciones en la homeostasis glucídica en las pacientes con SOP que fue demostrado por Burghen y colaboradores por primera vez en 1980.

En el SOP, se ha encontrado que la hiperinsulinemia es resultado de la combinación del incremento de la secreción basal de insulina y disminución del depuración hepática de la misma; así mismo, al ser evaluada por clamp hiperinsulinémico euglicémico se aprecia disminución sustancial de la captación de glucosa mediada por insulina y un incremento de la dosis efectiva (DE50) 50 de insulina para suprimir la producción hepática de glucosa, hallazgo similar al observado en los pacientes con Diabetes Mellitus tipo 2 (DM2) (Dunaif, 1997).

En este mismo orden de ideas, se ha planteado que la obesidad (masa grasa per se), la localización de la grasa corporal (incremento de índice cintura/cadera) y la masa muscular tienen efectos independientes en la sensibilidad insulínica y las alteraciones de uno de estos parámetros podría potencialmente contribuir a la resistencia insulínica observada en el SOP (Dunaif, 1992). Así, pues las mujeres con SOP tiene mayor incremento de la prevalencia de obesidad y aquellas con obesidad abdominal mayor frecuencia de hiperandrogenismo (Dunaif, 1997).

Si bien, los hallazgos observados en la cinética de la secreción de insulina en pacientes con SOP demuestran resistencia con hiperinsulinemia, es la alteración de la señalización celular desencadenada por la insulina al unirse a su receptor específico, lo que explica estos hallazgos clínicos en las pacientes con SOP. Así, una vez que la insulina se une a su receptor de superficie, el cual tiene actividad tirosinaquinasa, esto desencadena varias cascadas de señalización celular que son las responsables de las múltiples acciones biológicas de esta hormona (Dunaif, 1992).

Así, se ha postulado como mecanismos de resistencia la fosforilación de serina en lugar de tirosina del receptor de insulina estimulado, lo cual no permite la señalización "aguas abajo" y se ha planteado, que dicho evento es mediado por la proteína kinasa C, así también se ha involucrado al Factor de Necrosis Tumoral- α (FNT-α) que induce la fosforilación de serina del sustrato 1 del receptor de insulina. Además, otro estudio ha planteado la presencia de una glicoproteína de membrana 1 que inhibe la actividad tirosinaquinasa del receptor y por lo tanto, la señalización explicando así la resistencia (Dunaif, 1997).

La resistencia a la insulina también, juega un rol en la patogénesis de las anormalidades reproductivas que caracterizan al SOP, es así que múltiples estudios han establecido una correlación positiva entre la insulina y los niveles de andrógenos en pacientes con SOP, sugiriendo una posible relación causal (Burghen y col., ob.cit.). Estudios clínicos han encontrado más severa resistencia insulínica en mujeres con SOP con anovulación que en aquellas que igualmente son hiperandrogénicas con ciclos menstruales normales, sugiriendo que esta alteración metabólica contribuye a la anovulación; y en mujeres obesas con SOP que son sometidas a pérdida de peso se aprecia reducción de los niveles basales y postprandiales de insulina plasmática y además hay regularización de los ciclos ovulatorios (Venkatesan y col., 2001).

Por otro lado, las evidencias expresan la presencia de un ambiente inflamatorio en el SOP, dado por la elevación de varias citoquinas las cuales se relaciona con resistencia insulínica, encontrándose un aumento en los marcadores inflamatorios, como proteína C reactiva (PCR), FNT-α, interleucina 6, receptor tipo 2 de FNT e interleuquina 18, que han sido involucrados de igual manera en la patogénesis del SOP (Boulman y col., 2004; Kelly y col., 2002).

La obesidad y este proceso inflamatorio están relacionados con comorbilidades como ateroesclerosis, diabetes e hígado graso, por lo tanto, en las pacientes con SOP se ha encontrado mayor riesgo de DM2, hipertensión arterial sistémica, disminución de la lipoproteína de alta densidad (HDL-c), elevación de la lipoproteína de baja densidad (LDL-c) y de triglicéridos, así como, elevaciones del inhibidor tipo 1 del activador del plasminógeno (PAI-1) y la endotelina 1, todas características clínica y bioquímicas de disfunción endotelial.

En la actualidad, se estudia la relación que pudieran tener otras hormonas además de la insulina en el metabolismo y regulación de la glucosa, tal es el caso de las incretinas: GIP (péptido insulinotrópico dependiente de glucosa) y GLP-1 (péptido 1 similar a glucagón) que tiene un efecto dual al incrementar la secreción de insulina y suprimir la secreción de glucagón de forma glucosa dependiente. En sujetos normales el 65 al 70% de la secreción de insulina es atribuido al efecto incretina de dicha hormonas (Baggio L y col., 2007); además se conoce que las incretinas tiene una vida media muy corta, rápidamente son degradadas por la Dipeptidil Peptidasa IV (DPPIV), la cual tiene una amplia distribución en diferentes tejidos del organismo (Ampudia-Blasco, 2008).

En las pacientes con SOP se ha observado que los niveles de actividad de GLP-1 presentan un ascenso en la fase inicial (60 minutos) luego de la carga oral de glucosa cuando se compara con los controles sanos y luego un descenso en la fase tardía (180 minutos); en contraste, los niveles de GIP presentan un ascenso de sus niveles junto con las concentraciones de péptido C durante todas las fases de la prueba de tolerancia oral a la glucosa; en tal sentido, parece que la secreción de GIP es un factor importante contribuyente al aumento de péptido C, pero no así con la actividad de GLP-1 en los diferentes tiempos de la curva de tolerancia. La secreción de GIP se encuentra alterada en DM2, SOP y en otros estados metabólicos relacionados considerados pre-diabéticos (Vrbikova y col., 2007). Por su parte, Svendsen y col. (2009) reportaron un discreto incremento de GIP y GLP-1 en pacientes delgadas con SOP, mientras que en las obesas encontraron menos concentración de GIP al compararla con las controles.

En este mismo orden de ideas, ha sido demostrado la presencia de la DPPIV en el líquido folicular humano con un valor promedio de 209,8 +/- 57,4 nmol (Seliger y col., 1988); y se ha señalado que esta enzima se encuentra presente en las células tecales del ovario humano y del cuerpo lúteo e interviene en la diferenciación de dicha células (Fujiwara y col., 1992).

Sobre el fundamento de un mecanismo fisiopatológico tan heterogéneo, el tratamiento del SOP abarcaría el control de las alteraciones menstruales e hiperandrogenismo, tratamiento de la infertilidad debida a disfunción ovárica, prevención y tratamiento de las alteraciones metabólicas (obesidad, resistencia a la insulina, dislipidemia, trombogénesis y síndrome metabólico) y prevención de las complicaciones obstétricas.

Es por ello, que el estudio y la investigación de nuevas drogas que permitan el mejor abordaje terapéutico en las pacientes con SOP representa en la actualidad un reto, ya que permitiría lograr una mejor calidad de vida en estas pacientes al disminuir o controlar las complicaciones cardiometabólicas y endocrinas derivadas de esta condición.

Una de las drogas ampliamente utilizadas en el tratamiento de la intolerancia a la glucosa y pacientes con DM2 es metformina, la cual es también utilizada en pacientes con SOP debido al control de estos mismos efectos metabólicos observados en estas pacientes y además, porque disminuye los andrógenos, aumenta la concentración de la proteína transportadora de hormonas sexuales (SHBG), disminuye la concentración de LH basal como la estimulada por GnRH y, restaura la ovulación y la fertilidad en monoterapia y combinada con clomifeno (Velázquez y col,. 1994). Asimismo, se ha demostrado disminución del PAI-1, de la presión arterial y de la PCR (Bajares y col., 2007). Otro fármaco usado en el tratamiento del SOP han sido, las tiazolidendionas con similares efectos a los obtenidos con metformina (Sepilian y Nagamani, 2005).

En la actualidad, existe una nueva clase terapéutica para el tratamiento de la DM2 fundamentado en mejorar la acción de las incretinas, así el uso de miméticos como el exenetide el cual tiene una acción similar al GLP-1 mejora la secreción de insulina dependiente de glucosa, tanto en su primera y segunda fase (Elkind-Hirsch y col., 2008). El otro de tipo de fármacos son los inhibidores de la DPPIV, que permiten aumentar la vida media de las incretinas endógenas (GIP y GLP-1), potenciando su acción fisiológica como lo son: la disminución de la secreción de glucagón, el mejoramiento de la sensibilidad de las células α y β pancreáticas a la glucosa, la disminución de la glucosa plasmática postprandial y en ayunas (Nogales y Arrieta, 2010).

En el contexto terapéutico, es conocido el efecto farmacológico beneficioso al utilizar en forma combinada fármacos de diferente mecanismo de acción en el tratamiento de diversas condiciones patológicas y modelos de insulinorresistencia como DM2, los cuales suman beneficios sobre la fisiopatología de la enfermedad, efecto conocido como sinergismo farmacológico de sumación.

Considerando el efecto beneficioso de las incretinas en la cinética de la insulina, se planteó en este estudio como hipótesis el beneficio del uso de los inhibidores de la

DPPIV como es el caso de sitagliptina combinada con metformina, en la recuperación de la respuesta biológica de la insulina en los tejidos al mejorar el estado de resistencia insulínica en pacientes con SOP. En tal sentido, el efecto inhibidor de DPPIV aumentaría los niveles de hormonas incretinas activas, con lo cual se restablecería el nivel de actividad de GLP-1 que se encuentra deteriorado en la fase tardía de la prueba de tolerancia oral a la glucosa de estas pacientes, mejorando, por ende la utilización periférica de la glucosa, ya que en los pacientes con SOP se ha demostrado alteraciones en la tolerancia oral a la glucosa y en el patrón de secreción de incretinas quienes juegan un rol importante en la homeostasis de la glucosa.

En tal sentido se plantearon las siguientes interrogantes:

¿Es posible mejorar el estado metabólico y endocrino de las pacientes con síndrome de ovario poliquístico mediante el uso de fármacos insulino-sensibilizadores utilizados como monoterapia o combinados con aquellos que aumenten la vida media de las incretinas?

¿La mejoría en la respuesta insulínica trae consigo efectos favorables en el nivel de producción de andrógenos ováricos de pacientes con síndrome de ovario poliquístico?

¿La mejoría en la respuesta insulínica trae consigo un efecto beneficioso sobre el estado de respuesta inflamatoria de las pacientes con síndrome de ovario poliquístico?

Para responder a cada una de estas interrogantes se trazó el desarrollo de esta investigación, la cual permitió evaluar los efectos de la metformina sola o combinada con sitagliptina en la respuesta metabólica a la acción de la insulina en estados asociados a resistencia insulínica, tal como es el síndrome de ovario poliquístico, y por otro lado, determinar si la terapia combinada de metformina y sitagliptina es superior respecto al uso de metformina como monoterapia en el tratamiento de esta patología, considerando el efecto beneficioso del sinergismo farmacológico de sumación.

Objetivos

General

Evaluar los efectos de metformina sola o combinada con sitagliptina en variables endocrino-metabólicas y marcadores de respuesta inflamatoria en pacientes con síndrome de ovario poliquístico.

Específicos

- Comparar la glicemia e insulina en ayunas en el grupo de pacientes con SOP antes y después del tratamiento con metformina sola o combinada con sitagliptina.
- Analizar la tolerancia a los hidratos de carbono a las 2 horas posterior a la administración de una carga oral con 75 gr glucosa anhidra en el grupo de pacientes con SOP antes y después del tratamiento con metformina sola o combinada con sitagliptina.
- Evaluar el efecto sensibilizador a la insulina mediante la determinación del índice de resistencia a la insulina HOMA (*Homeostasis Model Assessment*) en el grupo de pacientes con SOP antes y después del tratamiento con metformina sola o combinada con sitagliptina.
- Determinar el nivel sérico de testosterona libre en el grupo de pacientes con SOP antes y después del tratamiento con metformina sola o combinada con sitagliptina.
- Comparar los niveles de colesterol total, HDL- Colesterol, LDL-colesterol, triglicéridos y ácido úrico en las pacientes con SOP antes y después del tratamiento con metformina sola o combinada con sitagliptina.
- Evaluar el nivel sérico de progesterona como indicador de ovulación en el grupo de pacientes con SOP antes y después del tratamiento con metformina sola o combinada con sitagliptina.

- Analizar los niveles séricos de proteína C Reactiva de alta sensibilidad, Interleuquina 6 y Factor de necrosis tumoral alfa como marcadores de respuesta inflamatoria en las pacientes con SOP antes y después del tratamiento con metformina sola o combinada con sitagliptina.

Justificación e Importancia

El SOP constituye una endocrinopatía frecuente en mujeres en edad fértil que no solo involucra anormalidades reproductivas, sino que en su mecanismo fisiopatológico está involucrada una profunda resistencia insulínica, lo que expone a estas pacientes a un riesgo muy elevado a padecer de DM2, así como incremento de riesgo cardiovascular con mayor prevalencia de enfermedad coronaria y de hígado graso que puede llevar a la fibrosis o al desarrollo de la cirrosis hepática.

La identificación precoz de los elementos clínicos y paraclínicos del SOP y el tratamiento adecuado, permitirán una mejor calidad de vida a las pacientes, al mejorar el riesgo de desarrollar complicaciones cardiometabólicas que trae consigo esta condición y mejorar la fertilidad de las pacientes. La sitagliptina al inhibir de manera competitiva a la enzima DPPIV, incrementa la concentración de las incretinas endógenas las cuales estimulan la secreción de insulina dependiente de glucosa, inhibe la apoptosis sobre la célula β pancreática, efectos que se sumarían al uso de metformina el cual es un fármaco conocido que mejora la respuesta insulínica de los tejidos en el tratamiento de los pacientes con SOP.

Asimismo, se evaluaron otros efectos metabólicos y endocrinos derivados con el uso de estas dos drogas, relacionados con los cambios del perfil lipídico y concentraciones de andrógenos ováricos respectivamente. Esta nueva clase terapéutica ofrece una excelente posología por vía oral, con pocos efectos colaterales y un conjunto de acciones terapéuticas que permiten mejorar la fisiopatología del SOP.

Este estudio es novedoso porque permitió tratar una patología endocrinológica frecuente dentro de una población femenina en edad reproductiva con una combinación farmacológica (metformina con sitagliptina) que modificaría su principal mecanismo fisiopatológico y que además preserva la masa de células β pancreáticas, retrasando el inicio de complicaciones cardiometabólicas.

El presente estudio está enmarcado dentro de las líneas de investigación del Doctorado en Ciencias Biomédicas, aportando con su desarrollo el beneficio del sinergismo farmacológico de sumación como una posible alternativa terapéutica para el tratamiento del SOP.

CAPÍTULO II

MARCO TEÓRICO

El síndrome de ovario poliquístico (SOP) es un desorden endocrino - metabólico, caracterizado esencialmente por hiperandrogenismo, disfunción ovárica y morfología poliquística de los ovarios, que tiene como sustrato fisiopatológico importante la insulinorresistencia lo cual perpetua el cuadro clínico, y expone a esta población que lo padece a un riesgo elevado de padecer Diabetes Mellitus tipo2 (DM2), enfermedad cardiovascular, obesidad, enfermedad de hígado graso no alcohólico, incrementando su morbilidad y mortalidad en una etapa reproductiva de la vida de la mujer.

El tratamiento del SOP se ha sustentado en su mecanismo fisiopatológico, para lo cual han sido usados cambios del estilo de vida, análogos de las gonadotrofinas, contraceptivos orales, sensibilizadores de la insulina, que intentan revertir las alteraciones responsables de las manifestaciones clínicas de cada una de estas pacientes.

Antecedentes de la Investigación

El reconocimiento de la insulinorresistencia como responsable fundamental en la patogénesis del SOP ha revolucionado el entendimiento de esta patología, así como su tratamiento, el cual se fundamenta en el uso de sensibilizadores de la insulina, de manera de corregir el principal fenómeno fisiopatológico. En 1994, Velásquez y col., utilizaron por primera vez drogas sensibilizadores de la insulina en el tratamiento del SOP, administraron 500 mg de metformina tres veces al día por 8 semanas, observando un descenso de la presión arterial y de la testosterona total, siendo más

14

contundente en pacientes con índice de masa corporal (IMC) mayor de 27; encontraron discreta disminución de las medidas antropométricas, descenso de la concentración de Hormona Luteinizante (LH), modificación de la curva de insulina, y regulación de ciclos menstruales.

A partir de la investigación de Velásquez y col., han sido realizados múltiples estudios usando metformina en el tratamiento del SOP; dos metanálisis demostraron que esta droga es efectiva cuando se compara con placebo en la restauración de la normalidad en los ciclos menstruales y en la inducción de ciclos ovulatorios en pacientes oligomenorreícas con SOP, sin embargo no fue mejor que placebo en incremento de la tasa de embarazo y nacidos vivos (Lord y col., 2003; Kashyap y col., 2004).

Más recientemente, en el 2008 se publicó un metanálisis que involucró 17 estudios clínicos controlados con placebo, con una muestra total de 1639 pacientes con SOP, el objetivo fue actualizar la evidencia del beneficio del uso de metformina solo o combinado con citrato de clomifeno sobre la ovulación, tasa de embarazo y nacidos vivos. Los resultados muestran un beneficio del uso de metformina en la ovulación (OR, 2,94; 95%. CI 1,43 a 6,02) y un número necesario a tratar (NNT) de 4 pacientes, sin embargo no hubo evidencia de mejoría en la continuidad del embarazo y en los nacidos vivos, probablemente por uso en muestras muy pequeñas y por corto tiempo (Creanga y col., 2008).

Uno de los elementos clínicos que forma parte del SOP es el hiperandrogenismo, manifestado por hirsutismo, acné, alopecia androgénica entre otros. En el 2003, se realizó un estudio clínico prospectivo randomizado para evaluar si la metformina tiene efecto sobre el hirsutismo comparándolo con una terapia clásica para este síntoma como es el etinilestradiol y acetato de ciproterona; el grupo que recibió metformina presentó mayor reducción de índice de Ferriman – Gallwey (escala de gradación del hirsutismo) con $p < 0,01$, a pesar de que la reducción del diámetro del pelo fue similar en ambos grupos así como la mejoría del acné y la excreción de sebo. De manera contraria, la disminución de las concentraciones de andrógenos plasmáticos y el incremento de la globulina transportadora de andrógenos fue mayor

15

con el grupo que recibió etinilestradiol que metformina (Harborne y col., 2003). Sin embargo, el uso de metformina puede mejorar esta condición, pues datos experimentales in vitro indican que reduce la actividad de la enzima P450c17α ovárica con reducción de la concentración de testosterona libre (Palomba y col., 2009).

Otro hecho importante es la obesidad la cual es observada en el 60% de las pacientes con SOP, encontrando un incremento de la grasa visceral la cual está asociada a hiperinsulinemia, y se correlaciona con aumento del riesgo cardiovascular, hipertensión arterial y DM2 (Nelson y Fleming, 2007).

En este sentido, un estudio llevado a cabo en pacientes adolescentes obesas con SOP evaluó el efecto de los cambios del estilo de vida combinado con contraceptivos orales y metformina; distribuyeron la población en cuatro grupos (cambio del estilo de vida, contraceptivos orales, placebo y metformina) y observaron una reducción del 59% del índice de andrógenos libres e incremento del 122% de la globulina transportadora de andrógeno (SHBG) solo con la modificación del estilo de vida. En el grupo de contraceptivos orales se aprecia disminución de la concentración de testosterona total en 44%, pero aumento del colesterol total (14%) y de la proteína C reactiva (PCR) en 39,7%, cuando ambos grupos se combinaron con metformina se aprecia un descenso del 55% de los andrógenos y un incremento de la lipoproteína de alta densidad (HDL –colesterol) de 46% y reducción de circunferencia abdominal en un 4%, hallazgos son observados al combinar los dos primeros grupos con placebo (Hoeger y col., 2008).

Son múltiples las complicaciones metabólicas que acompañan al SOP, incrementando el riesgo a padecer DM2, dislipidemia, alteraciones de la fibrinólisis, e hipertensión arterial, esto trae como consecuencia mayor mortalidad cardiovascular en estas pacientes; la insulinorresistencia está estrechamente relacionada con la "complaince" de los grandes vasos sanguíneos, su función endotelial y puede contribuir con la disfunción vascular observada en las pacientes con SOP. Para conocer el efecto de metformina sobre la función endotelial y la rigidez arterial en mujeres con SOP, se realizó una investigación clínica controlada con metformina y

16

placebo, donde se encontró mejoría de los parámetros de rigidez arterial (índice de dilatación, presión arterial central y velocidad de pulso aórtico y braquial) luego de la terapia con metformina, de manera adicional en este grupo de estudio se aprecia disminución de peso, circunferencia abdominal y triglicéridos (Agarwal y col., 2010).

Asimismo, se ha planteado que los estados de insulinorresistencia se asocian con un proceso inflamatorio de bajo grado, el cual se puede evaluar mediante la cuantificación de la PCR. En tal sentido, se realizó un estudio randomizado con metformina y citrato de ciproterona -etinilestradiol en pacientes con SOP obesas y no obesas, observándose disminución estadísticamente significativo de PCR en el grupo metformina (Morin- Papunen y col., 2003). No solamente, PCR se eleva en mujeres obesas con SOP, sino también en pacientes con peso normal que padecen esta patología, siendo un marcador importante de disfunción endotelial independiente del peso (Tarkun y col., 2004; Makedos y col., 2011)

Como ha sido evidenciado, la metformina mejora las alteraciones endocrinas, reproductivas y metabólicas del SOP, otros tratamientos han sido usados solos o en combinación con metformina en busca de restablecer la homeostasis en las pacientes con SOP y lograr disminuir el riesgo de enfermedad cardiovascular y de DM2 a la cual están expuestas estas pacientes.

Así pues, considerando que el SOP tiene un elevado riesgo de morbilidad cardiovascular, acompañándose de complicaciones tales como; dislipidemia, hipertensión arterial, insulinorresistencia, hiperandrogenemia, DM2 y diabetes gestacional, se hace necesario la intervención terapéutica oportuna de manera de minimizar dichas complicaciones; en este sentido, los inhibidores de la 3-Hidroxy-3 – Metilglutaril Coenzima A reductasa (HMG-CoA) han demostrado in vivo disminuir la concentración de testosterona pues inhibe la proliferación de la células teco intersticiales del ovario y reduce la inflamación in vitro, estabiliza la placa de ateroma, incrementa la biodisponibilidad del óxido nítrico y mejora la disfunción endotelial, todas propiedades consideradas pleiotrópicas pues son independiente de su efecto hipolipemiante (Sathyapalan y col., 2009).

Con este sustento, se realizó un estudio con atorvastatina para evaluar su efecto sobre marcadores inflamatorios, resistencia a la insulina e hiperandrogenemia bioquímica en pacientes con SOP, fue un estudio doble ciego con placebo controlado administrando 20 mg de atorvastatina diariamente por 12 semanas. El grupo que recibió atorvastatina presentó una reducción estadísticamente significativa (p=0,01) de PCR-ultrasensible, triglicéridos, colesterol total, lipoproteína de baja densidad (LDL – colesterol), HOMA- IR, testosterona total e índice de andrógenos libres. En conclusión, la atorvastatina redujo la hiperandrogenemia y los marcadores inflamatorios que acompañan al SOP (Sathyapalan y col., ob. cit).

Otro grupo de fármacos como las tiazolidendionas utilizados en el tratamiento de la DM2 por su efecto sensibilizador de la insulina, a través de la estimulación del receptor activado por proliferadores peroxisomales (PPARγ) que se encuentran en varios tejidos como hígado, músculo esquelético y tejido adiposo; incrementan la sensibilidad de la insulina sin incrementar la secreción por la activación de múltiples genes, además de actuar sobre la desregulación de los transportadores de glucosa. Fue la troglitazona, el primer representante de esta clase terapéutica usado en el tratamiento del SOP, la cual fue retirada del mercado por la elevada hepatotoxicidad (Brettenthaler y col., 2004).

En este sentido, en el año 2004, se realizó un estudio clínico con el objetivo de conocer el efecto de la pioglitazona sobre la insulinorresistencia, hiperandrogenismo y anovulación en pacientes con SOP, se le administraron 30 mg de pioglitazona por 3 meses, disminuyendo la concentración de insulina en ayunas e incremento de los índices de sensibilidad a la insulina posterior al tratamiento, de igual manera fue observada un incremento de la SHBG y disminución del índice de andrógenos libres (Brettenthaler, ob. cit.).

Es por ello que, para evaluar la eficacia de la rosiglitazona en la resistencia a la insulina y el hiperandrogenismo en mujeres obesas con SOP y marcada insulinorresistencia, se realizó un estudio clínico donde se administró 4 mg diarios de este fármaco durante 6 meses a pacientes con diagnóstico de SOP, observándose en la evaluación posterior al tratamiento disminución de la concentración de testosterona total y libre, así como la dehidroepiandrosterona sulfato (DHEA-S) e insulina en ayunas; además se observó reinicio de ovulación comprobada por un nivel de progesterona mayor de 5 ng/ml al día 21 del ciclo menstrual (Sepilian y Nagamani, 2005).

Recientemente fue realizado un estudio doble ciego randomizado en paciente con SOP, administrando metformina (500 mg tres veces al dia) y pioglitazona (20 mg diario) por 12 semanas con el objetivo de evaluar el efecto de dichas drogas sobre la insulinorresistencia, en marcadores bioquímicos como glucosa sanguínea en ayunas, perfil lipídico, insulina basal y variables antropométricas como peso e IMC y en el riesgo cardiovascular, encontrando que ambas drogas son efectivas en la disminución de la insulinorresistencia y en el riesgo cardiovascular, más en la modificación del peso y el IMC como componentes del síndrome metabólico solo la metformina produjo un descenso significativo (Ziaee y col., 2012)

Una modesta pérdida de peso menos de 10% del peso inicial ha demostrado incremento de la frecuencia de ovulación, mejoría de la tasa de embarazo, reducción de testosterona, hiperlipidemia e hiperglicemia en pacientes con SOP. En este sentido se realizó en el 2005, un estudio clínico abierto randomizado para comparar los efectos del orlistat y de metformina sobre la concentración de testosterona y parámetros metabólicos como glicemia e insulina en ayunas y perfil lipídico, observando un reducción de peso de 4,69% en el grupo que recibió orlistat contra 1,02% en el grupo con metformina. El descenso de la concentración de testosterona fueron similares en ambos grupos, y no se observó en ninguno de los dos cambios en la concentración de insulina en ayunas ni en el perfil lipídico (Jayagopal y col., 2005).

A la luz de los nuevos mecanismos fisiopatológicos que en la actualidad se han planteado en los estados de insulinorresistencia, como la disminución de las hormonas llamadas incretinas las cuales intervienen en el control de la secreción de insulina; se han realizado investigaciones que buscan encontrar nuevas alternativas de tratamiento fundamentado en este mecanismo.

Es así como, Szayna y col. (2000), realizaron una investigación para evaluar el efecto de exenetide un incretino- mimético, sobre la ingesta alimentaria, ganancia de

19

peso y parámetros metabólicos como glucosa plasmática en ayunas, hemoglobina glicosilada (HbA1c) y test de tolerancia a la glucosa, para lo cual determinaron glucosa e insulina en ayunas y postcarga de glucosa en ratas obesas Zucker; encontraron que el grupo tratado con exenetide dos veces al día ganó menos peso, por reducción de la ingesta alimentaria y disminución de grasa visceral demostrada por resonancia magnética nuclear.

En este mismo orden de ideas, se realizó un estudio en ratas insulinorresistente obesas no diabéticas para evaluar el efecto del exenetide sobre sensibilidad a la insulina y la masa de células β pancreáticas; usaron tres grupos experimentales comparando exenetide con placebo (solución fisiológica) con ingesta a libre demanda y el tercero con combinación de ambos y alimentación controlada, encontrándose menor ganancia de peso en el grupo exenetide y el combinado. Se apreció un incremento en la sensibilidad a la insulina en el grupo de exenetide de 224%; el uso crónico trajo como consecuencia disminución de la concentración de HbA1c, insulina endógena en ayunas y la concentración de colesterol total que se apreció en el curso natural del estado de insulinorresistencia; los efectos sobre la glucosa plasmática en ayunas son mínimos. Estos hallazgos fueron demostrados por clamp hiperinsulinémico euglicémico, lo cual permite inferir el efecto de exenetide en mejorar la sensibilidad a la insulina independiente del peso y la concentración de glucosa del individuo; además se observó un incremento en la masa de células β pancreáticas lo cual está en relación con la sensibilidad insulínica (Gedulin y col., 2005).

La primera experiencia con exenetide en el tratamiento de pacientes con SOP fue en el 2008, cuando un grupo de investigadores de Louisiana, USA, evaluaron el efecto del exenetide (análogo de las incretinas) como monoterapia y combinado con metformina sobre la ciclicidad menstrual en mujeres con sobrepeso y SOP; distribuyeron la muestra en tres grupos: exenetide como monoterapia, metformina monoterapia y la combinación de ambos; los resultados reportaron que el exenetide en ambos regímenes terapéuticos mejoró clínicamente la regularidad del ciclo menstrual como punto final primario de esta investigación, se asoció además a

20

pérdida de peso y de la adiposidad central en mayor proporción, que con el uso de metformina en forma aislada. Se apreció un descenso de los andrógenos en mayor proporción en el grupo que recibió terapia combinada (metformina- exenetide) y hubo reducción de los niveles de insulina circulantes así como del HOMA- IR (Elkind-Hirsd y col., 2008).

La otra alternativa farmacológica para intervenir en el eje enteroinsular es el uso de inhibidores de la enzima DPPIV, que incrementa la vida media de las incretinas. En el 2008, fue realizado un estudio en pacientes prediabéticos a fin de evaluar los efectos beneficiosos sobre la tolerancia a la glucosa del uso de sitagliptina por corto periodo de tiempo. Se contrastaron 50 mg de sitagliptina vía oral una vez al día contra placebo durante 6 meses; encontrando mejor tolerancia a la glucosa y menor índice de insulinorresistencia en el grupo que recibió sitagliptina (Stepenka y col., 2008).

Más reciente, se realizó una investigación para evaluar el efecto agudo de la inhibición de la DPPIV con sitagliptina sobre la función vascular en ratas con síndrome metabólico inducido con dieta alta en sacarosa, considerando la disfunción endotelial que se asocia a dicho síndrome; encontrándose mejoría de la función endotelial por activación de la vía de óxido nítrico favoreciendo la vasodilatación, aumenta los niveles de fosforilación de la óxido nítrico sintetasa endotelial y de la proteína kinasa B o Akt, con todo estos hallazgos ha sido planteado el efecto beneficioso de la sitagliptina sobre los cambios vasculares inducidos por hiperglicemia, lo cual justificaría su uso en síndrome metabólico (Amber y col., 2014).

De todo lo anterior se evidencia que las investigaciones hasta ahora desarrolladas para el tratamiento del SOP, han aportados herramientas terapéuticas sin lograr el adecuado control metabólico y disminución de las complicaciones inherentes a esta patología, lo que lleva a la búsqueda continua de nuevas alternativas que permitan restablecer de una manera más fisiológica la homeostasis orgánica.

Bases Teóricas

Generalidades

El Síndrome de Ovario Poliquístico (SOP) es una de las endocrinopatías más comunes en mujeres en edad fértil. Se caracteriza por síntomas de hiperandrogenismo tales como hirsutismo, acné y/o alopecia, irregularidad menstrual (Escobar-Morreales y col., 2005) y hasta en un 70% de los casos se presentan anormalidades en las gonadotrofinas, asociado a un índice cintura/cadera elevado, triglicéridos elevados, concentraciones de insulina aumentadas, lipoproteína de alta densidad (HDL-c) baja y aumento en la concentración del inhibidor del activador de plasminógeno 1(PAI-1) y, con una prevalencia del 5% al 10% de la población femenina (Neuman y col., 2008).

Las mujeres con SOP tienen 7,4 veces mayor riesgo relativo para el desarrollo de infarto del miocardio por mayor asociación a hipertensión arterial (HTA), obesidad central, resistencia a la insulina y dislipidemia. La alteración en la curva de tolerancia a la glucosa es 2 veces más frecuente en estas mujeres con una respuesta hiperinsulinémica, encontrándose en el 82% de las pacientes obesas, 30% en las no obesas; y solo un 29% de las mujeres no presentan estas alteraciones a pesar de ser obesas (Velásquez y col., 2000).

La descripción del SOP fue realizado hace más de medio siglo, y aún no ha sido establecida la causa subyacente del mismo, sin embargo, con el conocimiento que en la actualidad se tiene de las alteraciones neuroendocrinas y metabólicas, y los reguladores autocrinos/paracrinos intraováricos que participan en su mecanismo fisiopatológico, han permitido una mejor comprensión de este síndrome y el manejo más eficaz de estas pacientes.

Reseña Histórica

Desde la antigüedad ha existido preocupación por las manifestaciones androgénicas en la mujer; fue en la antigua Grecia donde se hizo la primera

22

descripción de hirsutismo, siendo Hipócrates quien señala la presencia de hirsutismo facial en dos mujeres y, en su manuscrito llamado Aforismos, relaciona la obesidad con la esterilidad. Soranus, fue el autor griego que se refiere a la presencia de amenorrea en mujeres de apariencia masculina (Medvei, 1982).

De Creccio describe en 1865, la hiperplasia suprarrenal congénita y fue en 1844 que Chereau y Rokitansky identifican por primera vez la morfología poliquística de los ovarios. Setenta años después, Achard y Thyers participan de la asociación de hiperandrogenismo y alteraciones del metabolismo de la glucosa (Medvei, ob. cit.). En 1935, Stein y Leventhal describen el cuadro clínico caracterizado por obesidad, hiperandrogenismo, amenorrea y morfología quística en ambos ovarios, a lo que denominaron síndrome de Stein- Leventhal (Stein y Leventhal, 1935).

Estos mismos autores comunicaron la mejoría del cuadro clínico de SOP manifestada por normalización de los ciclos ováricos y la fertilidad luego de la resección ovárica bilateral en cuña, por lo que infirieron la presencia de un defecto ovárico primario (Checa y col., 2007).

Rebar y col., (1976), describieron la secreción inadecuada de gonadotrofinas en el SOP caracterizada por niveles elevados de hormona luteinizante (LH) y en (1980) Burghen y col., expone por primera vez la asociación de este síndrome con la presencia de resistencia a la insulina.

Criterios Diagnósticos del Síndrome de Ovario Poliquístico

Desde su descripción por primera vez, el SOP ha pasado por varias definiciones fundamentado en la versatilidad de sus manifestaciones clínicas, lo cual llevó al establecimiento de los criterios para unificar el diagnóstico de dicha patología. En los años 90, durante una conferencia relacionada con SOP, en el *National Institute of Health (NIH)* en Bethesda, se establecen como criterios diagnósticos de esta patología, la presencia clínica de hiperandrogenismo (hirsutismo, acné, y alopecia androgénica) o niveles elevados andrógenos en la sangre y disfunción menstrual (oligo/anovulación), descartando previamente otras alteraciones hormonales como la hiperprolactinemia, hiperplasia suprarrenal no clásica y los trastornos tiroideos (Checa y col., ob. cit.).

Sin embargo, el establecimiento de estos criterios no fue aceptado por toda la comunidad médica mundial y en el 2003, bajo el auspicio de la Sociedad Europea de Reproducción Humana y la Sociedad Americana de Medicina Reproductiva se realiza en Rotterdam una nueva evaluación de los criterios diagnósticos de SOP, donde se incorpora como criterios diagnóstico la morfología ovárica (Merino, P. y col., 2009).

Tres años más tarde la Sociedad de Exceso de Andrógenos (AES) revisa los criterios ya establecidos utilizando criterios basados en medicina basada en evidencia y concluye que las pacientes con hiperandrogenismo clínico o bioquímico presentan un mayor riesgo metabólico y cardiovascular, considerando al hiperandrogenismo para el diagnóstico de SOP (Merino, P. y col., ob. cit).

1. Oligoovulación o anovulación

2. Niveles elevados de andrógenos circulantes o manifestación clínicas de exceso de andrógenos ováricos, descartando patologías como hiperplasia suprarrenal congénita, tumores productores de andrógenos, síndrome de Cushing

3. Morfología de ovarios poliquísticos definidas por ecografía.

La oligoovulación o anovulación, son trastornos del ciclo menstrual que se manifiestan como: oligomenorrea, la cual está definida por ciclos mayores de 35 días o la presencia de 9 ciclos en un año, un nivel de progesterona en la fase lútea media (día 21) menor de 15ng/ml, puede haber hemorragia uterina anormal sin síntomas premenstruales previos e infertilidad. Por otra parte, la amenorrea se define como la ausencia de menstruación durante al menos 3 meses consecutivos (Builes y col., 2006).

Las manifestaciones de niveles elevados de andrógenos circulantes incluyen el hirsutismo definido como la presencia en la mujer de pelo terminal en zonas androgénicas, el cual puede ser valorado clínicamente por la escala de *Ferriman-Gallwey* modificada; esta valora de manera subjetiva la presencia de pelo terminal en 9 áreas dependientes de andrógenos, las cuales son: bigotes, barbilla, torso, región

24

dorsal superior e inferior, línea supra e infraumbilical, brazos y muslos; la estimación se realiza desde la puntación 1 a 4 en cada área antes mencionada; se considera hirsuta a las pacientes con una puntación total superior a 7 (Luque-Ramírez, 2008) (Ver Anexo A). Otro de los signos de hiperandrogenismo son piel grasosa, acné y alopecia androgénica; los signos de virilización son muy raros y su presencia junto con niveles de testosterona total mayor a 200 ng/dl y de dehidroepiandrosterona mayor de 7000 ng/ml hacen pensar en otra patología como neoplasia productora de andrógenos (Builes y col., ob.cit.).

La morfología de ovarios poliquísticos fue definida por la presencia de 12 o más folículos de situación periférica, de un diámetro entre 2 a 9 mm junto con el incremento del estroma superior a 25% del volumen ovárico, o bien un volumen ovárico mayor de 10 cm^3; la presencia de estos hallazgos en uno de los dos ovarios son suficientes para el diagnóstico. La ecografía debe ser realizada preferentemente transvaginal, debe realizarse en fase folicular temprana es decir entre el tercer al quinto día del ciclo menstrual espontáneo o posterior a la deprivación de progestágenos. Si al realizar el estudio ecográfico se aprecia un quiste de 10 mm o más, o bien un quiste folicular (folículo no dominante cuyo liquido no es reabsorbido posterior a la ovulación) (Rumack y col., 2001), la ecografía debe repetirse en el siguiente ciclo menstrual, ya antes de esta situación la medición del ovario no es válida (Luque-Ramírez, ob. cit.).

La presentación clínica del SOP es muy versátil, pueden encontrarse mujeres que cursan con hiperandrogenemia y morfología poliquística ovárica pero sin disfunción ovulatoria y otro grupo con oligoanovulación y morfología poliquística ovárica, pero sin evidencia clínica ni paraclínica de andrógenos elevados. Por lo tanto, se han establecido tres fenotipos (Bajares y col., 2007):

a. Hiperandrogenismo clínico y/o bioquímico y oligoanovulación crónica con o sin ovarios poliquísticos denominados "SOP clásico" (A y B).

b. Hiperandrogenismo clínico y/o bioquímico y ovarios poliquísticos, pero con ciclos ovulatorios, denominados "SOP ovulatorio" (C).

c. Anovulación crónica y ovarios poliquísticos, pero sin hiperandrogenismo (D).

25

La definición de estos subconjuntos del SOP es oportuna, ya que los diferentes fenotipos pueden tener implicaciones para la búsqueda de las bases genéticas que subyacen a esta enfermedad poligénica. En un estudio observacional en pacientes con SOP se encontró niveles más elevados de insulina y mayor índice de masa corporal en el fenotipo que se caracteriza por alteraciones menstruales e hiperandrogenismo, además de mayor volumen ovárico (Welt y col., 2006).

Fisiopatología del Síndrome de Ovario Poliquístico

La diversidad de genes involucrados en la patogenia del SOP y sus distintas expresiones explican la variación genotípica y la presentación fenotípica tan particular, la cual es heterogénea, y resulta de la interacción de este sustrato poligenético con las influencias ambientales (Oizedrovich y col., 2006). El SOP es considerado un síndrome poligénico de herencia no mendeliana, similar a la DM2 y a la hipertensión arterial, se ha planteado la segregación familiar tanto del rasgo metabólico como del hiperandrogenismo funcional lo que sugiere una base hereditaria; esta patología se desarrolla por la combinación de factores de riesgo genéticos y factores ambientales desencadenantes; así pues, se ha considerado a un conjunto de genes candidatos involucrados en las principales rutas metabólicas implicadas en la fisiopatología del SOP estos son: (Pérez, 2009)

- Genes involucrados en la síntesis y acción de la insulina: INS-VNTR (gen de la insulina), IRS-1 (gen del sustrato del receptor de la insulina tipo 1).

- Genes involucrados en la esteroideogénesis: CYP 17 (gen que codifica para 17α hidroxilasa), CYP 11 (gen que codifica para P450scc), CYP 19 (gen que codifica para la aromatasa).

- Genes involucrados en otros caminos metabólicos: PPAR gamma (Receptor activado de proliferador de peroxisomas tipo γ), ADRB (receptores adrenérgicos), CAPN-10 (calpaina 10).

En la fisiopatología del SOP están implicadas alteraciones del eje hipotálamo – hipófisis – ovario, de la glándula suprarrenal, del sistema nervioso central y alteración de la sensibilidad a la insulina. En este sentido, durante mucho tiempo se le dio un particular protagonismo a la inadecuada secreción de las gonadotrofinas considerándolas responsables del hiperandrogenismo que caracteriza al SOP, así el patrón que acompaña a esta patología es una secreción anormalmente elevada de la hormona luteinizante (LH) y la hormona folículo estimulante (FSH) en concentración normal o en límite inferior de la normalidad, (Checa y col., ob. cit.).

Las pacientes con SOP presentan típicamente una alta frecuencia y amplitud de la pulsatilidad de LH, la cual se mantiene aún durante el sueño, dicho aumento es independiente del índice de masa corporal o del grado de adiposidad (Yen y col., 1999). El mecanismo responsable de la aceleración de la frecuencia del pulso de GnRH/LH en el SOP aún no está bien establecido, sin embargo se ha planteado una alteración crónica del mecanismo de retroalimentación estrogénico aunado a la deprivación prolongada de progesterona, lo cual se ha evidenciado al administrar progestágeno en paciente con SOP encontrándose una reducción de los pulsos de LH, disminución del nivel de ésta con la administración de GnRH y de la relación de LH:FSH, por lo tanto se considera que el déficit crónico de progesterona desempeña un papel facilitador en la actividad pulsátil LH/GnRH (Arroyo y col., 1997).

El nivel muy reducido de FSH podría ser responsable de la interrupción de la maduración folicular que se asocia al SOP, para el inicio de la folículogénesis es necesaria una concentración de FSH mayor de 30% de la observada en la fase lútea, pero las pacientes con SOP presentan en la fase folicular temprana concentraciones mucho menores, lo cual se relaciona con alta frecuencia de los pulsos de GnRH. Además, los genes de las subunidades de las gonadotrofinas son regulados de manera diferente por el GnRH, los pulsos de GnRH de alta frecuencia inducen un aumento selectivo del RNAm para LH sin afectar FSH, lo que lleva a mayor secreción de LH (Yen y col., ob. cit.).

De esta manera, este patrón gonadotrófico favorece la síntesis androgénica, al estimular la expresión de las enzimas esteroidogénicas en las células tecales, mecanismo que parece ser propio de las pacientes delgadas, pues en las obesas el hiperinsulismo interviene en el aumento de andrógenos tecales y en la anovulación., ya que la FSH regula la actividad de la aromatasa por lo tanto se aprecia menor tasa de conversión de andrógenos a estrógenos en las pacientes con SOP (Luque – Ramírez, ob. cit.).

Papel del Ovario en la Fisiopatología del Síndrome de Ovario Poliquístico

El ovario, órgano blanco de las gonadotrofinas presenta alteraciones particulares que contribuyen a la patogenia del SOP, se caracteriza por una insuficiencia en la maduración folicular, en el cual, muchos folículos inician este proceso pero culminan en atresia antes de la aparición de un folículo dominante; además, otra de las características ovárica de este síndrome es la hipertrofia del estroma que genera una envoltura esclerosa del ovario. Desde el punto de vista funcional, se ha encontrado una disminución de la actividad de la aromatasa en las células de la granulosa, lo cual está en relación directa con la disminución de la FSH y la falta de maduración folicular (Checa y col., ob. cit.).

Al disminuir la actividad de la aromatasa se reduce la conversión de andrógenos tecales a estrógenos lo cual trae como resultado un hiperandrogenismo, y se establece un círculo vicioso al incrementarse la inhibición de dicha enzima por el microambiente androgénico ovárico, lo que contribuye de igual manera a la detención de la maduración folicular.

Otros autores consideran que la alteración de la maduración folicular se debe a un incremento en el umbral de respuesta de la células de la granulosa a la FSH debido a factores paracrinos como el factor epidérmico de crecimiento, el factor transformante de crecimiento alfa, la hormona antimülleriana y la inhibina B, las cuales parecen inhibir a la FSH, incrementan el nivel de andrógenos y favorecen la atresia folicular (Checa y col., ob. cit.).

En todas las pacientes con SOP hay una mayor sensibilidad a los andrógenos, hasta un 70% cursan con niveles de andrógenos elevadas y el otro 30% están en un rango normal – alto. La androstenediona es producida en el ovario por las células del estroma y las células de la teca en respuesta a la LH, al no ser aromatizada por las células de la granulosa en la periferia es convertida a estrona, la cual potencia la producción de LH y suprime a la FSH. El ovario convierte parte de la androstenediona a testosterona función que se encuentra magnificada en el SOP (Marx y Mehta, 2003).

Por otra parte, la secreción de estrógenos es anormal en el SOP, los niveles de estradiol pueden estar normales o bajos y durante los ciclos anovulatorios las concentraciones se mantienen estables sin aumentar antes de la ovulación como ocurre en el ciclo normal. La estrona está aumentada por la conversión en el tejido adiposo de la androstenediona, lo que contribuye a mantener la relación LH:FSH aumentada, estimular la hiperplasia del estroma ovario y de las células tecales (Marx y Mehta, ob. cit.).

Entre el 50 al 70% de las pacientes con SOP tienen una excesiva producción de andrógenos adrenales. El aumento de la dehidroepiandrostenediona y la dehidroepiandrostenediona sulfato (DHEA-S) incrementan la testosterona intrafolicular, lo que contribuye a la atresia folicular y anovulación (Mira, ob. cit.). Además en las pacientes con SOP se ha encontrado una respuesta suprarrenal exagerada de los 17- cetoesteroides, la DHEA-S y el cortisol al estímulo de la hormona adrenocorticotropa (Checa, y col., ob cit.).

Además, los niveles elevados de andrógenos circulantes, inhiben la producción hepática de la Globulina fijadora de hormonas sexuales (SHBG), lo que trae como consecuencia mayor concentración de andrógenos libres y permite una mayor estimulación en los tejidos dianas, lo cual se expresa clínicamente como hirsutismo, acné, piel seborreica ya descritos anteriormente (Marx y Mehta, ob.cit.).

Estado de Insulinorresistencia y Síndrome de Ovario Poliquístico

La insulinorresistencia (IR) consiste en la disminución de la capacidad de diversos tejidos (muscular, hepático, adiposo) de responder eficazmente a la insulina en cuanto a su efecto internalizador de glucosa. En este orden de ideas, desde 1980, Burghen y colaboradores describieron que las pacientes con SOP cursan con hiperinsulinemia basal y estimulada por glucosa al ser comparadas con mujeres de peso similar, lo que permitió establecer la existencia de resistencia a la insulina, con correlaciones positivas entre las concentraciones de insulina y andrógenos, siendo independientes del peso; desde entonces se asoció a la insulinorresistencia como uno de los elementos fisiopatológicos cruciales en la patogenia del SOP, responsable de las consecuencias metabólicas de dicha enfermedad (Burghen y col., ob.cit.).

En la década de los años 80, Dunaif y colaboradores establecieron que las mujeres obesas con SOP tienen niveles de glucosa sanguínea más elevados a la prueba de tolerancia glucosada cuando se compara con mujeres de peso similar que ovulan regularmente (Dunaif y col., 1987). Las mujeres con SOP tienen una secreción basal de insulina incrementada y una depuración hepática de insulina disminuida, lo cual trae como consecuencia hiperinsulinemia, además dichas pacientes tienen reducida en un 35 a 40% la utilización de glucosa estimulada por insulina, la cual es similar a lo encontrado en los pacientes con DM2 (Venkatesan y col., ob.cit.).

La obesidad en el SOP ejerce un sinergismo negativo sobre la sensibilidad insulínica, lo que condiciona resistencia hepática a la insulina (Dunaif, 1997). El índice de disposición de insulina normal, está descrito por una curva hipérbola, la cual establece que a mayor sensibilidad a la insulina menor secreción de la misma; en mujeres con SOP independientes del peso se aprecia una secreción considerablemente baja de insulina para el grado de resistencia, lo que sugiere una disfunción de la célula β pancreática, que precede a la intolerancia a la glucosa que se puede observar en el SOP y a pesar, de que de manera absoluta puedan cursan con hiperinsulinemia, ésta no compensa el grado de resistencia (Ehrmann y col., 1995).

La producción basal hepática de glucosa y la dosis efectiva 50 de insulina (dosis necesaria para producir el efecto en el 50% de la población) para suprimir la producción de glucosa por parte del hígado esta incrementada solo en mujeres obesas con SOP; además, los estudios con clamp euglucémicos y dosis múltiples de insulina indican que las tasas máximas de disponibilidad de glucosa están disminuidas en mujeres con SOP delgadas y obesas (Dunaif, 1997).

La disminución de la depuración hepática de insulina que se observa en SOP es similar a la observada en otros estados de insulinorresistencia, debido a que esta depuración es mediada por el receptor de insulina y como hay disminución adquirida en el número y la función de este receptor, esto condiciona el hiperinsulinismo; así mismo, las concentraciones de insulina y de péptido C están incrementadas, lo cual está en relación directa con la disminución de la eliminación hepática (Dunaif, 1997).

Papel del Receptor de Insulina en el Estado de Insulinorresistencia

En la esfera molecular se presentan una serie de eventos patológicos en la cascada de señalización del receptor de insulina que son el sustrato fisiopatológico de la insulinorresistencia observada en el SOP. El receptor de insulina es un heterotetrámero constituido por los dímeros α β, producto de un solo gen. La subunidad α es extracelular y contiene el sitio de unión del ligando, por su parte la subunidad β es transmembrana con una porción citoplasmática tiene la actividad proteína kinasa intrínseca. (Ver figura 1).

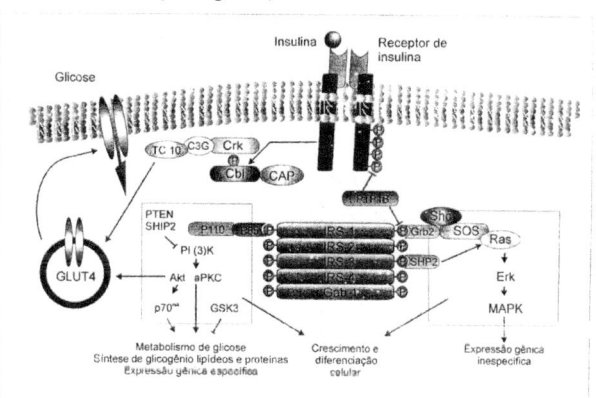

Figura 1. Receptor y señalización de la insulina.
Adaptado de Carvalheira, y col. Arq Bras Endocrinol Metab 2002;4(4):419-425

31

Al unirse la insulina al receptor ocurre un cambio conformacional en éste que termina en la autofosforilación en los residuos de tirosina, iniciando la cascada de señalización lo que permite el acoplamiento de moléculas para la transmisión de la señal y proteínas adaptadoras. Dentro de los objetivos finales de esta cascada de señalización se encuentra la movilización del transportador de glucosa hacia la membrana celular, acción que es mediada por el fosfatidilinositol 3 – kinasa (PI3-K). La vía de RAS- RAF – MERK está involucrada en el crecimiento celular (Dunaif, ob. cit.).

En el SOP se presenta alteración del mecanismo molecular de la insulina, el tejido adiposo de estas pacientes presenta disminución marcada de la sensibilidad a la insulina, con disminución del transporte de glucosa estimulado por insulina debido a una disminución del transportador de glucosa GLUT4, estos eventos que son similares a los observados en DM2 y además, en el SOP se presentan independientes del peso, intolerancia a la glucosa y de la relación cintura /cadera, lo que permite establecer que estas son anormalidades intrínsecas de esta patología (Dunaif y col., 1992).

La manera como culmina la actividad de los receptores con actividad kinasa intrínseca, aún no está bien conocida; se conoce que la endocitosis y recirculación del receptor son mecanismos observados en este tipo de receptores. En los receptores del factor de crecimiento epidérmico que pertenece a esta clase, la fosforilación en serina mediada por la proteína kinasa C parece ser el mecanismo para terminar la señalización; un mecanismo similar se ha vinculado con la patogénesis de la insulinorresistencia inducida por hiperglucemia, en el cual se han involucrado citoquinas inflamatorias con el factor de necrosis tumoral alfa (FNT-α) en el mecanismo de fosforilación en serina del IRS-1 inhibiendo la señalización de la insulina (Dunaif, ob. cit.).

En estudios realizados en cultivos de fibroblastos de piel, se demostró que la fosforilación en serina del receptor de insulina inhibe la actividad tirosina, la cual si ocurre en los primeros momentos de la señalización de dicho receptor puede causar insulinorresistencia como la observada en las pacientes con SOP, dicha alteración parece ser exclusiva del SOP, ya que no se observa en otros estados de resistencia a la insulina como obesidad, DM2, síndrome de resistencia a la insulina tipo A, leprechaunimo; este hallazgo ha sido reportado en células de músculo esquelético humano el cual, es tejido diana de la insulina (Dunaif y col., 1995).

Sin embargo, existe un grupo de pacientes en las que no se ha sido posible demostrar la fosforilación en serina del ISR-1 como mecanismo de insulinorresistencia, por lo que otras investigaciones han planteado defectos en la señalización "aguas abajo" del receptor, defectos de la fosforilación del IRS-1, en la activación de PI3-K, lo que ha sido demostrado en músculo esquelético humano (Dunaif, 1997). Además, se ha considerado a la kinasa serina/treonina, la proteína kinasa C (PKC) como posibles responsables de la fosforilación en serina del receptor de insulina, así mismo se ha involucrado a las enzima casein –kinasa 1 – like, la proteína kinasa dependiente de AMPc , y a un inhibidor de la fosfatasa de serina-treonina. Más recientemente, se ha planteado un inhibidor de la tirosina kinasa del receptor de insulina, la glicoproteína de membrana PC-1, la cual inhibe el receptor de insulina mediante un evento no mediada por la fosforilación en serina antes descrita (Dunaif y col., 1995). (Ver figura 2)

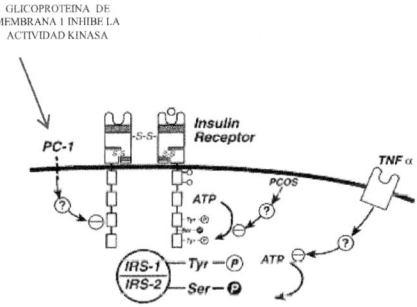

Figura 2. Mecanismo de insulinorresistencia en Síndrome de Ovario Poliquístico.
Adaptado desde Dunaif, A. Endocr. Rev. 1997 18: 774- 800

La insulinorresistencia ha sido asociada a un incremento de enfermedad cardiovascular y ateroesclerosis, la cual se considera una enfermedad inflamatoria, además se asocia a un incremento de mediadores inflamatorios en sangre (Dhindsa, G. y col., 2004), por lo tanto, se ha considerado que un bajo grado de inflamación juega un rol en la patogénesis de la insulinorresistencia.

En el SOP han sido demostrado genotipos proinflamatorios, por lo tanto, la hiperglicemia en el SOP ocasiona un incremento de la generación de especies reactivas de oxigeno desde las células mononucleares de sangre periférica, las cuales activan al factor nuclear kappa- beta (NF-kB), que promueve la transcripción de los genes de FNT-α, el cual es un mediador de la resistencia a la insulina, al favorecer la fosforilación en serina de IRS-1, que trunca la señalización del receptor de insulina (González y col., 2006).

Este mismo autor, demostró elevación de los niveles de FNT-α en pacientes con SOP (González y col., 1999); además, realizó estudios con pacientes con SOP delgadas y obesas con el objetivo de determinar la concentración de FNT-α derivados de células mononucleares sanguíneas en condiciones in vitro de euglucemia (5mM) e hiperglicemia (10 mM y 15 mM), reportando mayor concentración de esta citoquina en las pacientes obesas con SOP al ser comparada con el grupo control. Dentro del grupo con SOP, las pacientes obesas tuvieron mayor concentración de Proteína C Reactiva (PCR), lo que permite establecer que en este tipo de paciente se encuentra un estado proinflamatorio, como ha sido demostrado por evidencias previas (González y col., 2006).

Además, del FNT- α, en el SOP se encuentran una mayor concentración de interleuquinas como IL- 6 e IL-18 ambas relacionadas como marcadores de enfermedad ateroesclerótica y de muerte cardiovascular (Yang y col., 2011) y la IL – 1β ha sido relacionada con la obesidad que acompaña al SOP e inducen una mayor expresión de FNT- α y de PCR (Yang y col., 2012), así mismo, se han encontrado elevadas las moléculas de adhesión intercelular soluble, la proteína -1 quimiotáctica de los monocitos, la metaloproteinasa de matriz- 2 y el inhibidor -1 del activador del plasminógeno (PAI-1), todos estos mediadores han sido relacionados con un estado de inflamación proaterogénico (González y col., 2009).

Estos marcadores inflamatorios están directamente relacionados con el elevado grado de adiposidad visceral observados en las pacientes con SOP, las cuales en su mayoría tiene sobrepeso u obesidad, sin embargo existe un grupo de pacientes con SOP delgadas donde ha sido demostrado de igual manera inflamación aterogénica, se ha considerado que la acumulación de grasa en el comportamiento visceral no es tan grande para incrementar el índice de masa corporal (IMC), pero lo suficiente para contribuir al proceso inflamatorio subyacente (González y col., 2009).

De esta manera, el proceso inflamatorio de bajo grado que se ha demostrado en el SOP le atribuye a esta patología un riesgo elevado de enfermedad arterial ateroesclerótica, con mayor enfermedad coronaria subclínica y mayor riesgo de muerte por causa cardiovascular. En pacientes con SOP se ha encontrado una mayor prevalencia de placas de ateroma carotideas al ser comparadas con pacientes sin SOP (7,2 vs 0,7%) (Talbott y col., 2000), y mayor rigidez arterial independiente del valor de presión arterial sistólica (PAS) y presión arterial diastólica (PAD) (Meyer y col., 2005).

Comorbilidades en el Síndrome de Ovario Poliquístico

Asociado a la insulinorresistencia que acompaña al SOP, se encuentran marcadas anormalidades metabólicas como dislipidemia mixta caracterizada por discreta elevación del colesterol total, con marcado descenso de lipoproteína de alta densidad del colesterol (HDL c) y elevación de los triglicéridos (Valkenburg y col., 2008); el Hígado Graso No Alcohólico (HGNA), síndrome metabólico y obesidad. La prevalencia de síndrome metabólico es alrededor de un 30%, la obesidad se encuentra en un 58% y el sobrepeso un 84% (Carvajal y col., 2010). Existe una elevación de los niveles de ácido úrico como marcador de disfunción endotelial en mayor proporción en pacientes con sobrepeso y obesidad (Luque- Ramírez, y col., 2008).

Incretinas y Síndrome de Ovario Poliquístico

En otro orden de ideas, se ha replanteado en la regulación de los niveles de glucosa sanguínea, la acción de un conjunto de hormonas de origen intestinal denominadas incretinas. Las incretinas son hormonas peptídicas que pertenecen a la superfamilia de péptidos glucagón y existe homología en la secuencia de aminoácidos entre ellos (Arechavaleta, 2006). Desde 1964, con el desarrollo de técnicas de determinación hormonal, se inició el estudio de estas hormonas que tienen la capacidad de aumentar la secreción de insulina, se evidenció el efecto incretina que consiste en una secreción de insulina significativamente mayor con sobrecarga oral glucosa que cuando dicha carga se administra por vía endovenosa (Bayón y col., 2010).

El Péptido 1 Similar al Glucagón (conocido por sus siglas en inglés como GLP-1) y el Polipéptido Insulinotrópico Dependiente de la Glucosa (conocido por sus siglas en inglés como GIP), antes conocido como polipéptido inhibidor gástrico, son los más importantes de estas hormonas. El GLP-1 es sintetizado y secretado por células L enteroendocrinas del íleon y el colon, su secreción es controlada por señales endocrinas y de la pared intestinal iniciada con la llegada de alimentos al tracto gastrointestinal, su concentración aumenta rápidamente a los pocos minutos de la ingestión alimentaria. Los niveles plasmáticos de GLP-1 oscilan entre 5 – 10 pmol/l en ayunas a 15 -50 pmol/l luego de la ingesta. Su concentración circulante disminuye debido a la inactivación enzimática por la enzima Dipeptidil Peptidasa IV (DPPIV) y a su eliminación renal. Su acción la ejerce por medio de receptores acoplados a proteína G, y se encuentran en el tejido pancreático endocrino (células α y β), sistema nervioso central, corazón, riñón, tracto gastrointestinal, pulmón, tejido adiposo, músculo esquelético e hígado (Bayón y col., ob cit.).

Entre las funciones del GLP-1 se encuentra estimular la secreción de insulina a partir de un umbral de glucosa (77,4 mg/dl) necesario para alcanzar el efecto insulinotrópico. La activación del receptor de GLP-1 se asocia con aumento de la producción de AMPc que activa PKA y estimula la liberación y secreción de insulina favorecida por la inhibición del canal de potasio dependiente de ATP en presencia de glucosa; aumenta la expresión en la célula beta de genes importante para la secreción de insulina, GLUT-2 y la glucoquinasa, a través de la activación del factor de transcripción PDX-1, y disminuye la depuración de la insulina efecto observado en animales de experimentación (Bayón y col., ob. cit.).

Se le atribuye al GLP-1 la capacidad de estimular la proliferación y diferenciación de células beta pancreáticas progenitoras, el cual parece ejercer por aumento de la expresión del factor de transcripción PDX-1; así mismo, tiene acción antiapoptótica por incremento de proteínas como bcl-2 y bcl-xl y reduce la expresión de proteínas apoptóticas como la caspasa -3 y activa el PIK3/PKB previniendo la apoptosis de la célula beta por un efecto de antiglucotoxicidad y antilipotoxicidad (Bayón y col., ob. cit.). No solo tiene efecto sobre la insulina, el GLP-1 inhibe la secreción de glucagón, por unión al receptor especifico en la célula alfa pancreática, el cual parece independiente al efecto sobre la secreción de insulina al ser observado en pacientes con DM1 (Baggio y Drucker, 2007).

Sobre el sistema nervioso central, regula funciones homeostáticas incluyendo conducta alimentaria, motilidad gástrica, glucorregulación; puede ejercer acciones de proliferación, neogénesis y antiapoptosis en las células neuronales. En el tracto gastrointestinal, tiene un efecto inhibitorio de la ingesta, estimula la secreción acida gástrica y desacelera el vaciamiento gástrico; en el sistema cardiovascular, en modelos experimentales parece tener efectos protectores contra la isquemia y la disfunción endotelial (Bayón y col., ob. cit.)

En los tejidos diana de la insulina, el GLP-1 incrementa la incorporación de la glucosa al hepatocito y el proceso de glucogenogénesis al aumentar la actividad de la enzima glucogenosintetasa. Análogos del GLP-1 como exendin -4 mejora la sensibilidad a la insulina y revierte el hígado graso en ratones obesos (ob/ob) (Ding y col., 2006).

El GIP es un péptido de 42 aminoácidos sintetizado por la células K del intestino proximal, su liberación es estimulada fundamentalmente por carbohidratos y grasas, y como el GLP-1 es clivado de manera muy rápida por la enzima DPP-4, y su acción la ejerce por un receptor de membrana acoplado a proteína G con incremento de AMPc y activación de PKA; se ha planteado otra vía de acción de GIP para incrementar la concentración de insulina que involucra de activación de la fosfolipasa A2 (Miki y col., 2005). Esta incretina, puede actuar como factor de crecimiento por estimulo de PKA, MAPK, PI3K y PKB; tiene un efecto promotor en la depuración de los triglicéridos (TGS) asociado a los quilomicrones y promueve la síntesis de ácidos grasos a partir de acetato y su incorporación a TGS; así mismo, incrementa la actividad de la lipoproteín lipasa (LPL) (Bayón y col., ob. cit.).

El metabolismo de las incretinas está fundamentado en el clivaje que realiza la DPP-4, esta es una enzima extracelular de 766 aminoácidos, anclada en la membrana plasmática con actividad serina proteasa que cliva péptidos en residuos de prolina y alanina en segunda posición aminoterminal. En humanos, los niveles de DPP-4 parecen ser mayores en personas con hiperglicemia crónica y DM2, este incremento trae como consecuencia disminución de los niveles de GLP-1 y GIP lo cual contribuye a un inadecuado control de glucosa postprandial (Szmitko y col., 2010).

Por otra parte, existen controversias sobre si la alteración de la secreción postprandial de las hormonas incretinas del intestino delgado, desempeñan un papel en la respuesta inadecuada de la secreción de insulina a la glucosa oral o a las comidas en los pacientes con alteración de la tolerancia a la glucosa o con DM2. Así mismo, en los sujetos con deterioro de la tolerancia a la glucosa se ha observado retraso en el pico de respuesta de la insulina, la relación entre la glucosa-secreción de insulina y la dosis-respuesta está aplanada y desviada a la derecha, además las respuestas de primera fase de la insulina posterior a un bolo intravenoso de glucosa están disminuidas en relación con el grado de sensibilidad a la insulina; este patrón de secreción de insulina durante la llamada fase prediabética se observa también en sujetos con tolerancia alterada a la glucosa, que desarrollan posteriormente DM2 (Amori y col., 2007).

En la DM2 se ha observado una anormalidad en la secreción de GLP-1 con preservación de su actividad insulinotrópica, ocurriendo lo contrario con GIP, que conserva normal o levemente disminuido el patrón de secreción pero disminuye su actividad insulinotrópica. En familiares de primer grado de pacientes diabéticos y en pacientes con tolerancia anormal a la glucosa se ha observado elevación del GIP con elevación simultánea del péptido C (Vrbikova y col., 2007).

En las pacientes con SOP se ha observado un incremento total de GIP y de las concentraciones de péptido C durante la carga oral de glucosa al ser comparada con pacientes sanas. Mientras que los niveles de actividad de GLP-1 presentan un ascenso similar a los controles sanos en la fase inicial de la carga oral de glucosa (60 minutos) y luego un descenso en la fase tardía (180 minutos); esta alteración en la secreción de GIP se encuentra DM2, SOP y otros estados metabólicos relacionados considerados pre-diabéticos (Vrbikova y col., ob. cit.).

Por su parte, Svendsen y col. (2009), reportó un discreto incremento de GIP y GLP-1 en pacientes delgadas con SOP, mientras que en las obesas encontró menos concentración de GIP al compararla con las controles. Al indicarles metformina durante siete meses, no se apreció efectos sobre el metabolismo de la glucosa ni de la insulina.

Sin embargo, el rol de GLP-1 no debe ser descuidado porque aunque los niveles de GIP son diez veces más elevados que GLP-1, ambas incretinas actúan de manera aditiva; así, el descenso de secreción de GLP-1 también ha sido encontrado en pacientes con DM2, conservando sin embargo su actividad insulinotrópica. El ascenso de los niveles de GIP debido a una disminución de su actividad insulinotrópica en pacientes con SOP puede ser el resultado de un descenso o falta de expresión de receptores GIP en la célula beta pancreática (Vrbikova y col., ob. cit).

Más reciente, Pontikis y col. (2011), realizó un estudio para evaluar el efecto incretinas en pacientes con SOP, encontrando disminución de la concentración de GLP-1 en pacientes con SOP normosensibles a la insulina, al compararla con controles sanos, siendo más evidente en el grupo de pacientes obesas, quien además presentaron una disminución del área bajo la curva del GIP al ser sometidas a la carga oral de glucosa.

Tratamiento del Síndrome de Ovario Poliquístico

La diversidad de presentación clínica del SOP, obliga a establecer de manera precisa el diagnóstico con el fin de iniciar las medidas terapéuticas orientadas a corregir cada uno de los mecanismos fisiopatológicos propuestos en su génesis, disminuir el riesgo de infertilidad, recuperar la función ovárica y evitar las comorbilidades descritas.

El control de peso es una de las medidas no farmacológicas que constituye un punto cardinal en el tratamiento del SOP, la elevada prevalencia de sobrepeso y obesidad alrededor del 50 al 65%, impone la necesidad de reducción de peso. Una leve reducción de peso entre el 5 al 7% con respecto al basal se ha asociado a una reducción de la concentración de andrógenos circulantes, insulina y lípidos (Vargas – Carrillo y col., 2003); de igual manera, se ha observado incremento de la tasa de ovulación y de embarazo. El tratamiento de la obesidad incluye modificaciones en el estilo de vida (dieta y ejercicio) y, el tratamiento médico y quirúrgico, todos estos deben ser realizados durante el período preconcepcional y no de manera conjunta con las terapias de reproducción (Badawy y Elnashar, 2011).

La *American Association of Clinical Endocrinologists* en el 2001, considera a los contraceptivos orales como la piedra angular en el tratamiento del SOP, ofreciendo beneficios importantes como restauración de los ciclos menstruales, mejoran las manifestaciones androgénicas como el hirsutismo, al inhibir la elevada concentración de LH e incrementar los niveles de SHBG y disminución del número de receptores de 5 α– reductasa en la piel, lo que mejora el acné. La elección debe realizarse en base a un bajo contenido estrogénico menos de 50 ug de etinilestradiol y con componente progestágenos con bajo grado de androgenicidad como acetato de ciproterona o drospirenone; de estos, el acetato de ciproterona es uno de los más utilizado (Badawy y Elnashar, ob. cit.).

Los antiandrógenos como la espironolactona y la flutamida actúan por inhibición competitiva del receptor de andrógenos y disminuyendo la producción de estas hormonas. La espironolactona es un antagonista de la aldosterona, que ejerce su acción antiandrogénica por inhibición competitiva dosis dependiente del receptor de andrógeno e inhibe la actividad de la 5 α– reductasa; se debe administrar en dosis de 100 a 200 mg diarios, generalmente es bien tolerada y ocasionalmente ocasiona fatiga, hipotensión postural y mareos (Spritzer y col., 2000).

La flutamida es un antiandrogénico no esteroideo sin efecto progestágeno, ha sido usado para el tratamiento del hirsutismo, su dosis promedio es de 500 mg diario, la cual es equivalente a 100 mg de espironolactona; ha sido usada sola o en combinación con metformina. Su principal efecto adverso es la hepatotoxicidad (Legro y col., 2005). El finasteride es un inhibidor tipo 2 de la actividad de la 5 α– reductasa, disminuyendo la concentración de dihidrotestosterona, por lo que ha sido usado para el tratamiento del hirsutismo del SOP (Badawy y Elnashar, ob. cit.).

En la paciente con deseo de fertilidad el tratamiento del SOP debe ir orientado a la restauración de la ovulación, de manera simultánea con la normalización de las alteraciones metabólicas que habitualmente acompañan a esta patología. El citrato de clomifeno es la primera línea de tratamiento para la inducción de la ovulación, es un antagonista del receptor de estrógeno que interfiere con la retroalimentación negativa en la señalización estrogénica lo cual trae como consecuencia mayor disponibilidad de FSH, lo que mejora el crecimiento folicular y estimula el pico de LH, lográndose la ovulación (Homburg, 2005). Los inhibidores selectivos de la aromatasa ovárica tales como anastrozole y letrozole son nuevos agentes para inducir ovulación. El letrozole inhibe la producción estrogénica en el eje hipotálamo – hipófisis, lo que incrementa el GnRH y la FSH, se administra en dosis de 2,5 a 5 mg (Badawy y col., 2009). Otras alternativas terapéuticas de fertilidad incluye el uso de glucocorticoides, gonadotrofinas y las técnicas quirúrgicas y de fertilización in vitro.

41

Sobre el fundamento de la resistencia a la insulina y el hiperinsulinismo uno de los principales mecanismo fisiopatológicos del SOP, la indicación de agentes sensibilizadores de la insulina es totalmente pertinente, lo cual junto a los agentes antiandrogénicos y los inductores de la ovulación permite restaurar el equilibrio hormonal y metabólico de las pacientes con esta patología.

La metformina, es una biguanida usada como antihiperglicemiante en el tratamiento de la DM2, con una eficacia similar a las sulfonilureas. Su mecanismo de acción como sensibilizador de la insulina aún no está bien conocido. Este fármaco reduce la producción hepática de glucosa de 9 a un 30%; favorece la supresión sobre al gluconeogénesis que ejerce la insulina y reduce la estimulada por el glucagón. Así mismo, aumenta la utilización estimulada por insulina en el musculo esquelético y en el tejido adiposo, y reduce los niveles de ácidos grasos libres pues limita su liberación del tejido adiposo (De Leo y col., 2003). Además, incrementa el metabolismo no oxidativo de la glucosa, favorece la translocación de los transportadores de glucosa (GLUT) desde el interior de la célula a la membrana celular; también disminuye la absorción intestinal de glucosa e, indirectamente, aumenta la respuesta de las células B pancreáticas al reducir la oxidación de ácidos grasos libres (Fernández y Sagot, 2007). Muy interesante resulta el hallazgo de que la metformina entra a la célula y estimula directamente la actividad de tirosina kinasa en la porción intracelular de la subunidad β del receptor de insulina (Stith y col., 1998).

La metformina fue usada por primera vez, en 1994 en el tratamiento de la insulinorresistencia del SOP por Velásquez y col.; entre sus acciones se ha asociado a una disminución de los niveles de andrógenos séricos a la par del descenso de insulina plasmática, desciende los niveles de LH e incrementa la concentración de SHBG. Así mismo, se ha relacionado con una reducción en la esteroidogénesis ovárica, debido a que la hiperinsulinemia estimula las células de la granulosa y tecales del ovario, incrementando la actividad de la P450c17 , lo se ha relacionado con disminución del acné, regulación de los ciclos menstruales, optimización de la respuesta al clomifeno como terapia para inducir ovulación en este tipo de pacientes (De Leo y col., ob. cit).

42

La metformina es rápidamente absorbida del intestino delgado, y alcanza niveles elevados a las dos horas de su ingestión. Su excreción es por vía renal, posiblemente por secreción tubular de forma inalterada; interactúa con medicamentos, como cimetidina y furosemida los cuales incrementan su concentración plasmática, y otros, como digoxina, morfina, ranitidina, trimetoprim y vancomicina, pueden competir por la vía renal de excreción. Se presenta en tabletas de clorhidrato de metformina de 500, 750, 850 y 1000 mg, con una posología promedio en mayores de 17 años es de 500 a 850 mg por la mañana, después del desayuno, y 500 a 850 mg por la noche. La dosis se puede incrementar hasta un máximo de 2500 mg por día (Kirpichnifov y col., 2002). Sus efectos colaterales más frecuentes son náuseas, vómitos, diarrea, flatulencia, disminución en la absorción de la vitamina B12, cefalea y acidosis láctica (Fernández y Sagot, ob. cit.).

Las tiazolidendionas son agentes antidiabéticos orales que ejercen su acción sensibilizadora de la insulina a través del receptor γ activado proliferador peroxisoma (pparγ), el cual se encuentra en los tejidos diana de la insulina (hígado, músculo esquelético y tejido adiposo); este es un receptor nuclear que regula la transcripción de genes involucrados en la respuesta insulínica, en el metabolismo de lípidos y de la glucosa. Se ha observado disminución de la disponibilidad de ácidos grasos libres, así como menor liberación de TNF-α, comprometido en el mecanismo de insulinorresistencia. Su principal representante es la troglitazona, la cual fue retirada del mercado por hepatotoxicidad; en la actualidad existen ensayos con rosiglitazona con excelente mejoría de las alteraciones hormonales y metabólicas del SOP (De Leo y col., ob. cit.), e incluso se ha estudiado el efecto de la pioglitazona con resultados aceptables (Brettenthaler y col., ob. cit).

Otro de los agentes usados ha sido la acarbosa, un disacárido sintético que inhibe de manera reversible la actividad de la α-glucosidasa de las vellosidades intestinales, así, enlentece la digestión de los carbohidratos complejos, reduce la absorción de la glucosa y mejora la hiperglicemia postprandial. Su principal efecto adverso es la flatulencia, la cual mejora al disminuir la ingestión de carbohidratos y el ascenso progresivo de la dosis (De Leo y col., ob. cit.).

En el marco de la alteraciones del eje entero- insular, con trastorno en la producción y acción de las incretinas (GLP-1 y GIP) en la DM2 y en estados de insulinorresistencia como el SOP; existen ensayos clínicos con el uso de exenetide (cxendin -4), un análogo del GLP-1 con efecto incretinomimético, de naturaleza proteica derivada de la saliva de un reptil originario de México y sur de EEUU llamada Monstruo de Gila (Heloderma suspectum). Es resistente a la degradación proteolítica de la DPPIV, lo cual incrementa la vida media; sus concentraciones plasmáticas máximas se alcanzan en un lapso de 2 horas con un duración de acción farmacológica es de 6 a 8 horas, su eliminación es renal y su vía de administración es subcutánea, los efectos adversos más frecuentes son náuseas, vómitos, hipoglicemia y desarrollo de anticuerpos contra exenetide (Fernández y Casellini, 2009); en 2008, fue usado como tratamiento en el SOP combinado con metformina encontrando regularización de ciclos menstruales, pérdida de peso y adiposidad central y descenso de andrógenos y de los índices de insulinorresistencia (Elkind –Hirsd y col., ob. cit.).

El liraglutide, es otro análogo con una homología del 97% con el GLP-1, pero se diferencia del mismo pues presenta lenta absorción y degradación, por tener en su estructura una cadena lateral de ácido graso (palmitato) y la sustitución de un aminoácido (Bayón y col., 2010).

La otra manera de favorecer la acción de la incretinas es disminuir su degradación con inhibidores de la DPPIV, lo que permite elevación de las incretinas endógenas GLP-1 y GIP. Estos inhibidores son moléculas de bajo peso molecular con buena biodisponibilidad oral; en la actualidad, han sido aprobados por *U.S Food and Drug Administration* (FDA) la sitagliptina y la vildagliptina. (Bayón y col., 2010). La sitagliptina fue el primero en ser aprobado, la dosis recomendada es de 100 mg, se administra en dosis diaria, se absorbe rápidamente tras la administración oral y alcanza el valor de la concentración máxima (Cmax) en 1 a 4 horas después de la dosis, su eliminación es por vía renal. La biodisponibilidad oral absoluta de sitagliptina es del 87%, se une de manera reversible en un 38% a las proteínas plasmáticas y una pequeña proporción (16%) se metaboliza a través del sistema enzimático citocromo P450 (CYP3A4). Su excreción es inalterada por la orina

44

aproximadamente entre el 75% y el 80% (media 79%), con una vida media de eliminación tras administración oral es de 10-12 horas (Euskadi, 2012).

Con respecto a la vildagliptina tiene una moderada selectividad por la DPPIV, forma un complejo enzima – inhibidor covalente reversible; la dosis recomendada es de 50 mg dos veces al día (Deacon, 2011). La saxagliptina, es una cianopirrolidina al igual que vildagliptina, con un pico de concentración a las dos horas luego de su administración oral, es metaboliza a un compuesto activo en el hígado y su eliminación es renal; la dosis recomendada es de 2,5 a 5 mg diarios (Shubrook y col., 2011).

Es conocido, la asociación de medicamentos que permite potenciar sus efectos terapéuticos señalado como sinergismo farmacológico, con lo cual se interviene la fisiopatología de una determinada patología desde varias aristas con el objetivo de recuperar la homeostasis de una manera más expedita con menos reacciones terapéuticas adversas, son bien conocidos la asociación de metformina y sulfonilureas en el tratamiento de la DM2 con mejor control metabólico que el uso individual de cada uno de estas drogas (Garber y col.; 2003). De igual manera, en hipertensión arterial hay múltiples asociaciones farmacológico con el objetivo de sumar sus efectos así, la combinación entre bloqueantes de los receptores β adrenérgicos con diuréticos tiazídicos, antagonistas de los receptores tipo II de angiotensina I con bloqueantes de los canales de calcio, son las que con más frecuencia son usadas en el tratamiento de esta patología (Florez y col., 2008).

La fisiopatología de SOP involucra múltiples aspectos propios de eje endocrino ovárico, y el surgimiento del rol de la insulinorresistencia parece ser una directriz en el curso patogénico perpetuando la disfunción ovárica y agregando complicaciones metabólicas que incrementan la morbilidad y mortalidad de mujeres en edad reproductiva. Las investigaciones hasta la actualidad realizadas sobre esta patología, se fundamentan en el protagonismo de las alteraciones en la secreción y acción periférica de la insulina sobre el funcionamiento ovárico y, proponen la intervención terapéutica sobre este aspecto fisiopatológico que realmente mejore el curso clínico de dicho síndrome.

Es posible que la intervención terapéutica desde la perspectiva del efecto del sinergismo farmacológico, pueda ofrecer mejores resultados en la recuperación de las alteraciones de que presentan en el SOP.

Bases Legales

La reglamentación de la investigación clínica tiene su génesis en 1947 con la formulación del Código de Núremberg cuya finalidad fue evitar los abusos posteriores luego de los hechos ocurridos en los campos de concentración durante la segunda guerra mundial; en el primer punto considerado en este documento está la necesidad absoluta de que el sujeto a participar en la investigación dé su aprobación a través del consentimiento informado, el cual es un documento exigido internacionalmente y en la legislación y normativa venezolana. Se debe caracterizar por ser claro y conciso, con la finalidad que el paciente pueda leerlo y entenderlo; además establecer los riesgos y las ventajas de la investigación, así como también el derecho para retirarse del estudio y todo detalle relacionado con el diseño metodológico de la misma. Este documento debe ser firmado por el investigador, el paciente y un testigo imparcial (Tribunal Internacional de Núremberg, 1947).

En 1964 surge el primer documento que constituye un marco ético de armonización destinado a definir los estándares de protección y de calidad de las investigaciones en las cuales participan seres humanos, la Declaración de Helsinki donde se establece que la investigación biomédica en seres humanos debe estar basada en principios científicos, experimentos animales y conocimiento de la literatura científica con un diseño claro aprobado por un Comité de Ética Independiente. La investigación debe ser realizada por personal calificado y supervisada con un personal médico quien evaluará los riesgos predecibles y garantizará la custodia de la privacidad del sujeto, de su integridad física y mental, así como también suspenderá la investigación si los riesgos sobrepasan los beneficios (Declaración de Helsinki, 1964).

46

De 1974 a 1978, la Comisión Nacional Norteamericana para la Protección del Sujeto que participa en la investigación Biomédica y de la conducta emite el informe Belmont que establece 3 principios éticos fundamentales: autonomía, justicia y beneficencia. Posteriormente (1982/1993) se publica las guías éticas internacionales en Investigaciones Biomédicas por la OMS/CIOMS diseñadas para ayudar al desarrollo de políticas nacionales en los países subdesarrollados; y en 1996 en la Conferencia Internacional de Armonización emite una guía de Buena Prácticas Clínicas que contiene los estándares de calidad éticos y científicos para toda investigación con seres humanos (Lolas, 2002).

En Venezuela, la reglamentación relativa a la investigación científica en seres humanos se establece en la Constitución de la República Bolivariana de Venezuela (1999), en su artículo 46 numeral 3 plantea:

Toda persona tiene derecho a que se respete su integridad física, psíquica y moral en consecuencia:
3. Ninguna persona será sometida sin su libre consentimiento a experimentos científicos, o a exámenes médicos o de laboratorio, excepto cuando se encontrare en peligro su vida o por otras circunstancias que determine la ley (Constitución de la República Bolivariana de Venezuela, 1999)

Es por ello que la constitución exige el consentimiento libre de la persona para que pueda ingresar como sujeto de investigación clínica.

La Ley de Ejercicio de la Medicina de Venezuela (1982) en el capítulo 2 de la investigación en seres humanos, establece en los artículos:

Artículo 108. La persona debe hallarse bien informada de la finalidad del experimento y de sus riesgos y dar su libre consentimiento. En caso de incapacidad legal o física, el consentimiento debe obtenerse por escrito del representante legal del paciente y a falta de éste, de su familiar más cercano y responsable.
Artículo 109. El método que simultáneamente implica investigación clínica y procedimiento terapéutico, con la finalidad de adquirir nuevos conocimientos médicos, solo puede justificarse cuando involucra valor terapéutico para el paciente (Ley del Ejercicio de la Medicina, 1982).

En estos artículos se establece la necesidad de informar adecuadamente al paciente y su representante de todo lo concerniente a la investigación, y su consentimiento debe ser por escrito, lo cual está en concordancia con los principios bioéticos universales.

Igualmente el Código de Deontología Médica de Venezuela (2003), establece en el capítulo IV de la investigación en seres humanos y en animales que la investigación debe ser ética, basada en pruebas previas de laboratorio y realizada solo por personas calificadas. Además de tomar las precauciones para no causar daño, informar al paciente debidamente y establece la responsabilidad del médico que realiza el estudio. Específicamente el artículo 210 establece:

> Las embarazadas o en período de lactancia, no deben ser sujetas a investigación que implique la posibilidad de riesgos para el feto o para el neonato, a menos que esté dirigida a elucidar problemas del embarazo o de la lactancia. La investigación "terapéutica" sólo es permisible cuando se destina a mejorar la viabilidad del feto o como ayuda para aumentar la capacidad de amamantar de la madre (Código de Deontología Médica de Venezuela, 2003).

Dicho artículo es importante considerando que la patología a ser estudiada en este proyecto está relacionada un infertilidad primaria y secundaria y su tratamiento se asocia a una mayor tasa de embarazo (Dunaif, 1997).

Los fundamentos legales descrito coinciden en la necesidad de información exhaustiva al sujeto de la investigación que le permita dar una consentimiento informado, y se respeten todos los principios bioéticos universales de autonomía, justicia, beneficencia y no maleficencia, que garanticen la integridad del paciente y el respeto por su voluntad de permanecer o no en la investigación.

CAPÍTULO III

MARCO METODOLÓGICO

Tipo de Investigación

Este estudio se enmarcó dentro del paradigma positivista, el cual concibe la ciencia como la manera de demostrar la verdad a través de hechos empíricamente verificables (Triviño y Sanhueza, 2005); utilizó la experimentación como fuente del conocimiento de la realidad, con diseños de investigación rígidos, estrictos controles de variables, manejo de los datos estadísticos y demostración minuciosa de las evidencias (Mujica y col., 2011).

La modalidad de investigación fue cuantitativa, porque intenta explicar los fenómenos y sus relaciones causales dentro de un cuerpo de argumentaciones sistemáticamente ordenadas y controladas, tanto por el razonamiento lógico formal como por la evidencia empírica, con el objeto de establecer, formular, fortalecer y revisar la teoría existente (Mujica y col., ob. cit.).

El tipo de investigación fue experimental correspondiente a un ensayo clínico, con grupos paralelo, ciego, simple (Pascual y col., 2005), y los sujetos son pacientes donde se evalúan uno o más tratamientos para una enfermedad o proceso (Mujica y col., ob. cit.). En tal sentido, en esta investigación se evaluaron los efectos de metformina sola o combinada con sitagliptina en variables endocrino – metabólicas y marcadores de respuesta inflamatoria en pacientes con síndrome de ovario poliquístico (SOP).

Población y Muestra

La población estuvo conformada por aquellas pacientes que acudieron a la consulta de ginecología del Ambulatorio Urbano tipo II "Dr. Ramón Gualdrón" de Barquisimeto, - Estado Lara y consultaron por signos y síntomas relacionados con SOP y, la muestra definitiva quedó conformada por las pacientes que cumplieron con los criterios del Consenso de Rotterdam del 2003 para el diagnóstico de SOP (Rotterdam ESHRE /ASRM, 2004), los cuales incluyen:

4. Oligoovulación o anovulación.

5. Niveles elevados de andrógenos circulantes o manifestaciones clínicas de exceso de andrógenos ováricos. Descartando patologías como hiperplasia suprarrenal congénita, síndrome de Cushing, hiperprolactinemia, y trastornos tiroideos.

6. Morfología de ovarios poliquísticos definidas por ecografía.

La oligoovulación o anovulación, son trastornos del ciclo menstrual que se manifiestan como: oligomenorrea, la cual está definida por ciclos mayores de 35 días o la presencia de 9 ciclos en un año, y la amenorrea se define como la ausencia de menstruación durante al menos 3 meses consecutivos (Builes y col., 2006).

Los niveles elevados de andrógenos circulantes están definidos por una concentración de testosterona libre mayor de 4,2 pg/ml; las manifestaciones de niveles elevados de andrógenos circulantes incluyen el hirsutismo definido como la presencia en la mujer de pelo terminal en zonas androgénicas, la cual es valorada clínicamente por la escala de *Ferriman- Gallwey* modificada (Ver Anexo A); esta escala valora de manera subjetiva la presencia de pelo terminal en 9 áreas dependientes de andrógenos, las cuales son: bigotes, barbilla, torso, región dorsal superior e inferior, línea supra e infraumbilical, brazos y muslos; la estimación se realiza desde la puntación 1 a 4 en cada área explorada. Se considera hirsuta a las pacientes con una puntación total superior a 7 (Luque-Ramírez, 2008).

La morfología de ovarios poliquísticos determinada por ecosonograma pélvico o transvaginal fue definida por la presencia de 12 o más folículos de situación periférica, de un diámetro entre 2 a 9 mm junto con el incremento del estroma superior a 25 % del volumen ovárico, o bien un volumen ovárico mayor de 10 cm^3; la presencia de estos hallazgos en uno de los dos ovarios son suficientes para el diagnóstico (Luque-Ramírez, ob. cit.).

Para cada uno de los criterios del Consenso de Rotterdam se realizaron los exámenes paraclínicos correspondientes en la selección de la muestra cumpliendo con los respectivos criterios de inclusión y exclusión (ver más adelante)

Las pacientes seleccionadas para formar parte de la muestra debieron firmar el consentimiento informado aprobado por la subcomisión de Bioética del Departamento de Ciencias Funcionales del Decanato de Ciencias de la Salud, UCLA. (Ver Anexo B y Anexo C)

Así mismo, fueron excluidas aquellas pacientes que presentaron los siguientes criterios:

1. Edad menor de 18 años y mayor de 40 años.

2. Pacientes que no firmen el consentimiento informado previamente aprobado por la subcomisión de Bioética del Departamento de Ciencias Funcionales del Decanato de Ciencias de la Salud, UCLA, antes de ingresar al estudio.

3. Deseo de embarazo o presencia del mismo durante el proceso de recolección de la muestra, para lo cual se les realizará determinación en sangre de Hormona Gonadotrofina Coriónica Humana (HCG) por métodos cualitativo al ingresar al estudio.

4. Presencia de enfermedades sistémicas como Diabetes Mellitus, hipertensión arterial, enfermedades autoinmunes, cáncer y enfermedades hematológicas referidas por la paciente.

5. Manifestaciones de enfermedades infecciosas: elevación de la temperatura cuantificada en más de 38,5°C en las 72 horas previas al evento, contaje de células blancas de ingreso > 12000 x mm³ y < 4000 x mm³.

6. Hipersensibilidad conocida a metformina y sitagliptina referida por la paciente.

7. Tratamiento en los últimos tres meses previos a este estudio con medicamentos que modifiquen el eje hipofisario – ovario (anticonceptivos orales, progestágenos,

estrógenos sintéticos, fitoestrógenos, análogos de GnRH), con sensibilizadores de la insulina (metformina, tiazolidendionas), glucocorticoides, hipolipemiante, acarbosa, orlistat e inmunosupresores.

8. Concentración de urea sérica > 40 mg /dl y de creatinina sérica > 1,2 mg/dl

Diseño del Estudio Experimental

Las pacientes que acudieron a la consulta de ginecología del Ambulatorio Urbano tipo II "Dr. Ramón Gualdrón" con signos y síntomas relacionados con SOP, se le realizó el ecosonograma transvaginal entre el día 3° a 5° día de la menstruación espontánea o inducida por la administración de progesterona 10 mg vía oral diaria por 14 días para las pacientes amenorreícas, de manera de evaluar la morfología ovárica como parte de los criterios de Rotterdam descritos anteriormente; asimismo, en aquellas pacientes que no tuvieron manifestaciones clínicas de exceso de andrógenos se les determinó la concentración sérica de testosterona libre, para lo cual debieron acudir al Laboratorio Clínico Mascia del Norte ubicado en el Centro Profesional Arca ubicado en la calle 20 entre Av. Las Palmas y carrera 33, primer piso, oficina 1 – 10, con un ayuno nocturno de 8 horas donde además, se les practicaron los siguientes análisis paraclínicos: hematología completa, TSH ultrasensible, 17 OH progesterona, cortisol AM, HCG cualitativa y urea y creatinina sérica, a fin de determinar la presencia de criterios de exclusión de la muestra, y confirmar los criterios diagnósticos del SOP. Dichos análisis se realizaron sin ningún costo para la paciente.

Fase basal

Seleccionada la muestra, a cada una de las pacientes le fue realizada una historia clínica completa (Ver Anexo D) que permitió establecer:
- Antecedentes personales patológicos y no patológicos (historia de menarquia, ciclos menstruales – frecuencia y cantidad-, número de gestas, abortos, partos).
- Examen físico completo que incluyó:

1. Medidas antropométricas: peso en kilogramos (kg) y talla en centímetros (cm), usando un peso-tallímetro adecuadamente calibrado marca Lyon. Este procedimiento se realizó con la paciente en ropa interior y descalza. El índice de masa corporal (IMC) se determinó dividiendo el peso en Kg entre la talla en cm al cuadrado y fue expresado Kg/cm². La determinación de IMC permitió clasificar a las pacientes en las siguientes categorías: Normopeso: 18- 24,9 Kg/m², Sobrepeso: 25 – 29,9 Kg/m², Obesidad grado 1: 30- 34,9 Kg/m², Obesidad grado 2: 35- 39,9 Kg/m², Obesidad grado 3 ≥ 40 Kg/m² (Chavarria, 2002).

2. Determinación de índice cintura- cadera: Cintura: con una cinta métrica inextensible de 0,5 cm de ancho se tomó la circunferencia abdominal en espiración en un punto medio entre el reborde costal y la cresta iliaca. Cadera: se tomó la circunferencia de cadera por un punto donde coincida la sínfisis del pubis con los trocánteres mayores. La determinación de índice cintura – cadera se realizó dividiendo la circunferencia abdominal en centímetros entre la circunferencia de cadera en centímetros. El valor normal según la OMS para el sexo femenino es menor o igual a 0,84 (Rodríguez y col., 2003).

3. Determinación de signos vitales: frecuencia cardiaca (FC), frecuencia respiratoria (FR) y de presión arterial (PA). Para determinar la PA se indicó a la paciente mantenerse en reposo 10 minutos y luego se procedió a la medición de la PA en el brazo derecho con un esfigmomanómetro aneroide.

4. Determinación clínica de hiperandrogenismo: presencia de acné, alopecia androgenica e hirsutismo mediante el uso de la escala de *Ferriman- Gallwey* modificada, un valor total mayor de 7 puntos es indicativo de hiperandrogenismo (Luquez-Ramírez, ob. cit.) (Ver anexo A).

5. Evaluación ecográfica transvaginal: Se le explicó a la paciente el procedimiento a realizar, se solicitó vaciar la vejiga urinaria. Se colocó la paciente en posición ginecológica y se introdujo por el introito vaginal el transductor de alta frecuencia y se determinó: volumen ovárico (cm³), presencia en cantidad y tamaño de folículos ovarios en la periferia ovárica. La morfología de ovarios

poliquísticos fue definida por la presencia de 12 o más folículos de situación periférica, de un diámetro entre 2 a 9 mm junto con el incremento del estroma superior a 25 % del volumen ovárico, o bien un volumen ováricos mayor de 10 cm^3 (Rumack y col., 2001). Para la realización de este estudio, la paciente debió acudir a la Unidad Integral de Salud de la Pareja (UNISAP) ubicada en la Clínica IDB Barquisimeto: Carrera 19 con calle 34, consultorio 2 y 3, lo realizó el Dr. Carlos Rodríguez, especialista en ginecología y obstetricia. Dicho estudio fue realizado con un equipo de ecosonografía marca *General Electric*, modelo *Volsun E8*; asimismo, dicho estudio no tuvo ningún costo para la paciente. En caso de tratarse de una paciente virgen se realizó un ecosonograma pélvico.

- Determinación de variables metabólicas: Previo ayuno de 10 horas, se tomó una muestra de 12 cc de sangre venosa de la vena antecubital del brazo derecho para las determinaciones de glicemia e insulina en ayunas y posterior a 75 gramos de glucosa, se consideraron valores normales: glicemia en ayunas normal: 70 – 100 mg/dl y glicemia en ayunas alterada > 100 – 125,9 mg/dl, tolerancia anormal de los hidratos de carbono: glicemia 140 – 199 mg/dl a las 2 horas de la carga oral de glucosa (ADA, 2012); el nivel sérico de insulina en ayunas normal es entre 2 -25 μIU/ml (DRG, 2005). Asimismo, fueron determinadas con estas muestras ácido úrico (valor anormal > 5 mg/dl), perfil lipídico: colesterol total (Valor normal: < 200 mg/dl), HDL- colesterol (Valor normal > 40 mg/dl), LDL – colesterol (Valor normal < 100 mg/dl) y triglicéridos (Valor normal < 150 mg/dl) (Wiener, 2000). Con la concentración de glicemia e insulina en ayunas permitió conocer el índice de insulinorresistencia HOMA *(Homeostasis Model Assessment)* mediante la siguiente fórmula:

(Insulina ayunas x glucosa ayunas) /405, la insulina expresada en μIU/ml y la glucosa en mg/dl, se considerará insulinorresistencia una valor de HOMA ≥ 2,6 (Buccini y Wolfthal, 2008).

Una vez tomada la muestra ésta fue centrifugada para obtener el suero y fue conservada a – 75°C para ser procesada por técnicas específicas.

- Determinación de variables hormonales y marcadores de inflamación como progesterona plasmática con un valor indicador de ovulación: $\geq$ 15 ng/dl en el día 21 del ciclo menstrual. (Builes y col., 2006); testosterona libre (valor elevado $\geq$ 4,2 pg/ml (DRG, 2009); interleuquina 6 con valores de referencia 0 -149 pg/ml (Thermo, 2009;) PCR de alta sensibilidad consideró elevada con valores > 3 mg/dl (Cayman, 2011) FNT - α con valores de referencia < 2 pg/ml (Thermo, 2012). Todas estas determinaciones fueron realizadas entre el día 3 y 5 del ciclo menstrual en pacientes con ciclo menstruales regulares y en pacientes amenorreícas se indujo el sangrado menstrual con el uso de progesterona 10 mg diarios por 14 días vía oral. La cuantificación plasmática de progesterona se realizó en el día 21 del ciclo menstrual. Una vez tomada la muestra fue centrifugada para obtener el suero y procesarlo de acuerdo a las técnicas específicas (Ver más adelante métodos de las pruebas especiales).

Para la determinación de las variables metabólicas, hormonales y los marcadores de inflamación, las pacientes acudieron al Laboratorio de la Unidad Farmacología Clínica del Decanato de Ciencias de la Salud de la UCLA, con el ayuno indicado.

- Establecidos los estudios iniciales aquellas pacientes que cumplieron con los criterios de inclusión y exclusión, fueron asignadas al azar y de manera secuencial de acuerdo a la tabla de números aleatorios al grupo que recibió metformina 850mg (Grupo A) una vez al día vía oral o al grupo de metformina 850 mg más sitagliptina 50 mg (Grupo B) una vez al día vía oral, iniciando entre el 3° a 5 ° del ciclo menstrual.

La dosis usada de metformina es una dosis intermedia a la utilizada en forma inicial por Velásquez y col., (1994), con la finalidad de mejorar la tolerancia y disminuir la posibilidad de reacciones adversas medicamentosa (RAM) que lleven al abandono del tratamiento. En relación a la dosis de sitagliptina, fue usada 50 mg considerando que es el primer estudio realizado en esta patología, en la que se administró en forma simultánea con metformina, considerando la posibilidad de un sinergismo farmacológico de sumación, a pesar de que la dosis estándar sugerida es de 100mg en pacientes sin insuficiencia renal, con lo cual se logra una inhibición del 80% de la DPPIV (Deacon, 2011).

Fase de intervención

Establecidos cada uno de los grupos, se le realizaron las indicaciones pertinentes a la administración de las drogas correspondiente a cada uno. El grupo A recibió 850 mg de metformina (Glucofage® Laboratorio Merck) una vez al día por vía oral en horas del almuerzo, mientras que el Grupo B recibió 850 mg de metformina y 50 mg de sitagliptina (Januvia ® Laboratorio MSD) una vez al día por vía oral en el mismo horario. A cada grupo se le recomendó medidas no farmacológicas generales relacionadas con el cumplimiento de un estilo de vida sano en relación con la alimentación balanceada y evitar sedentarismo. El tratamiento fue de 8 semanas continuas. Para mantener el ciego, los medicamentos fueron entregados a cada paciente en un frasco de plástico azul con tapa sin identificación, los mismos fueron entregados cumplida la fase basal en el área de consulta externa del Ambulatorio urbano tipo II "Dr. Ramón Gualdrón" destinada para tal fin.

Fase de evaluación

Una vez iniciado el tratamiento farmacológico se planificó una evaluación clínica cada 2 semanas con la finalidad de examinar: variables antropométricas (índice de masa corporal y relación cintura / cadera), características del ciclo menstrual y la tolerancia o efectos adversos de las drogas utilizadas en cada grupo y adhesión al tratamiento; para tales fines se diseñó un formato de recolección de dicha información (Ver Anexo D), estas evaluaciones clínicas fueron realizadas en el área de consulta externa del Ambulatorio urbano tipo II "Dr. Ramón Gualdrón" destinada para tal fin; a las 8 semanas, además de la revaluación clínica se tomó una muestra de sangre venosa para determinar variables endocrinas, metabólicas, y marcadores de inflamación con el mismo procedimiento realizado en la fase basal.

	SEMANA INICIO	2° SEMANA	4°SEMANA	6° SEMANA	8° SEMANA
Evaluación clínica	X	X	X	X	X
Eco pélvico	X				X
Glicemia en ayunas	X				X
Insulina en ayunas	X				X
HOMA-IR	X				X
Glucosa post 75 gr de glucosa (2h(	X				X
Insulina post75g de glucosa (2h)	X				X
Colesterol total	X				X
Triglicéridos	X				X
HDL colesterol	X				X
LDL colesterol	X				X
Ácido Úrico	X				X
Testosterona libre	X				X
Progesterona	X				X
IL-6	X				X
FNT - ALFA	X				X
PCR	X				X
Efectos colaterales	-	X	X	X	X
Adherencia al tratamiento	-	X	X	X	X

Figura 3. Diseño del Estudio Experimental

57

Métodos de las Pruebas Especiales

Determinación de insulina

La concentración de insulina en suero fue determinada por el uso de kit comercial DRG® ELISA insulina, el cual es un ensayo inmunoenzimático en fase solida tipo sándwich.

El principio de la prueba está fundamentado en la presencia de un anticuerpo monoclonal dirigido contra un sitio antigénico único de la molécula de insulina los cuales están ubicados en los pocillos de microtitulación. Una parte alícuota de la muestra del paciente que contiene insulina endógena se incuba en el pozo cubierto con conjugado enzima, que es un anticuerpo anti-insulina conjugado con biotina. Después de la incubación, el conjugado no unido se lava. Durante el segundo paso de incubación el complejo enzima peroxidasa - estreptavidina se une al anticuerpo anti-biotina-insulina. La cantidad de complejo enlazado es proporcional a la concentración de insulina en la muestra. Habiendo añadido la solución de sustrato, la intensidad de color desarrollado es proporcional a la concentración de insulina en la muestra del paciente.

Componente del kit

1 Pocillos de microtitulación, 12x8 tiras: 96 pozos recubiertos con anticuerpos monoclonales anti-insulina

2. Estándar Cero, viales de 1, 3 ml, listo para usar 0 μIU / ml

3. Estándar (Standard 1-5), 5 viales, 1 ml, listo para usar, Concentraciones: 6,25 - 12,5 - 25 - 50 y 100 μIU / ml. Los estándares están calibrados según OMS

4. Conjugado enzimático, 1 vial, 5 ml, listo para usar, conjugado monoclonal anti-insulina de ratón con biotina.

5. Complejo enzimático, 1 frasco, 7 ml, listo para usar. Complejo Estreptavidina HRP

6. Solución de sustrato, 1 frasco de 14 ml, listo para usar, TMB

7. Solución de parada, 1 frasco de 14 ml, listo para usar, contiene H2SO4 0,5 M.

8. Solución de lavado, 1 frasco de 30 ml (concentrado 40X).

Procedimiento de la prueba

Consideraciones generales

- Todos los reactivos y las muestras se debe permitir que llegue a temperatura ambiente antes de su uso. Todos los reactivos deben mezclarse sin formación de espuma.

- Una vez que la prueba se ha iniciado, todos los pasos deben llevarse a cabo sin interrupción.

- Utilizar las nuevas puntas de pipeta de plástico de eliminación para cada estándar de control, o una muestra con el fin de evitar la contaminación cruzada

- Absorbancia es una función del tiempo de incubación y la temperatura. Antes de comenzar el ensayo, se recomienda que todos los reactivos están listos, las tapas removidas, todos los pozos necesarios fijados en el soporte, etc Esto le asegurará un tiempo similar para cada uno pipeteo, paso sin interrupción.

- Como una regla general, la reacción enzimática es linealmente proporcional al tiempo y la temperatura.

Todas las normas, las muestras y controles deben procesarse por duplicado al mismo tiempo para que todas las condiciones de la prueba sean las mismas.

1. Asegurarse que hay el número deseado de pocillos de microtitulación en el soporte.

2. Se vierten 25µl de cada uno de los controles estándar, y muestras con puntas nuevas en los pocillos correspondientes.

3. Se vierten 25 µl de conjugado de enzima en cada pocillo.

4. Se mezclan durante 10 segundos. Es importante tener un mezclado completo en este paso.

5. Incubar durante 30 minutos a temperatura ambiente sin cubrir el plato

6. Sacudir vigorosamente el contenido de los pocillos. Lavar los pocillos 3 veces con solución de lavado diluida (400µl por pocillo). Golpetee los pozos sobre papel absorbente para eliminar las gotas residuales.

7. Añadir 50 µl de complejo enzimático a cada pocillo.

8. Incubar durante 30 minutos a temperatura ambiente.

9. Sacudir vigorosamente el contenido de los pocillos. Lavar los pocillos 3 veces con solución de lavado diluida (400µ l por pocillo). Golpetee los pozos sobre papel absorbente para eliminar las gotas residuales

10. Añadir 50µl de solución de sustrato a cada pocillo.

11. Incubar durante 15 minutos a temperatura ambiente.

12. Detener la reacción enzimática añadiendo 50 µl de solución de parada a cada pocillo.

13. Leer la densidad óptica (DO) a 450 ± 10 nm con un lector de microplacas a 10 minutos después de añadir la solución de parada.

Cálculo de los resultados

1. Calcular los valores de absorbancia media para cada conjunto de normas, controles y muestras de pacientes

2. Construir una curva estándar al trazar la absorbancia media obtenida para cada estándar contra su concentración con el valor de la absorbancia en el eje vertical (Y) y la concentración en el eje horizontal (X)

3. Usar el valor de absorbancia media para cada muestra y determinar la concentración correspondiente a la curva de calibración.

Curva de calibración

Standard	Optical Units (450 nm)
Standard 0 (0 µIU/ml)	0.03
Standard 1 (6,25 µIU/ml)	0.07
Standard 2 (12,5 µIU/ml)	0.14
Standard 3 (25 µIU/ml)	0.35
Standard 4 (50 µIU/ml)	0.88
Standard 5 (100 µIU/ml)	2.05

(DRG, 2005)

Los valores de referencia usando este kit es de 2 a 25 µUI/ml (DRG, 2005)

Determinación de testosterona libre

La concentración de testosterona libre en suero fue determinada por el uso de kit comercial DRG® ELISA testosterona libre, el cual es un ensayo inmunoenzimático en basado en el principio de unión competitiva.

Los pocillos de microtitulación se recubren con un anticuerpo dirigido hacia un sitio antigénico en la molécula de testosterona. La testosterona endógena libre de una muestra del paciente compite con un conjugado de peroxidasa de rábano picante – testosterona para unirse al anticuerpo recubierto. Después de la incubación, el conjugado no unido se lava. La cantidad de conjugado de peroxidasa unido es inversamente proporcional a la concentración de testosterona libre en la muestra. Después de la adición de la solución de sustrato, la intensidad de color desarrollado es inversamente proporcional a la concentración de testosterona libre en la muestra del paciente.

La testosterona en la sangre está unida a la SHBG (60%) y en menor cantidad a otras proteínas. Sólo la medición de la testosterona libre (<1% de la testosterona total) permite la estimación de la hormona biológicamente activa.

Contenido del Kit

1. Pocillos de microtitulación, 12x8 tiras, 96 pozos; Pocillos recubiertos con un anticuerpo anti-IgG de testosterona.

2. Estándar (Standard 0-5), 6 frascos, 1 ml, listo para usar; Concentraciones: 0 - 0.2 - 1.0   4.0 - 20.0 - 100.0 pg / ml.

3. Conjugado enzimático, 1 frasco de 15 ml, listo para usar; La testosterona conjugada con peroxidasa de rábano picante.

4. Solución de sustrato TMB, 1 frasco de 15 ml, listo para usar; H_2O_2-TMB, 0,25 g /

5. Solución de parada, 1 frasco de 15 ml, listo para usar; contiene 0,15 M H_2SO_4.

6. Solución de lavado, 1 frasco de 50 ml (10 veces más concentrado), Tampón fosfato 0,2 M Proclin, <0,002%.

Procedimiento de prueba

Consideraciones generales

- Todos los reactivos y las muestras se debe permitir que lleguen a temperatura ambiente antes de su uso. Todos los reactivos deben mezclarse sin formación de espuma.

- Una vez que la prueba se ha iniciado, todos los pasos deben llevarse a cabo sin interrupción.

- Las muestras no debe prolongarse más de diez minutos para evitar la deriva del análisis. - Utilizar las nuevas puntas de pipeta de plástico de eliminación para cada estándar de control, o una muestra con el fin de evitar la contaminación cruzada.

- Absorbancia es una función del tiempo de incubación y la temperatura. Antes de comenzar el ensayo, se recomienda que todos los reactivos esten listos, las tapas removidas, todos los pozos necesarios fijados en el soporte, etc. Esto le asegurará un tiempo similar para cada uno pipeteo, paso sin interrupción.

- Como una regla general, la reacción enzimática es linealmente proporcional al tiempo y la temperatura.

- Evitar la exposición de los TMB/H_2O_2 reactivo a la luz solar se indica, metales u oxidantes

1. Asegurar el número deseado de pocillos de microtitulación en el soporte.

2. Distribuir 20 µL de cada uno de control estándar, y muestras con puntas nuevas en los pocillos correspondientes.

3. Vierta 100 µL de conjugado de enzima en cada pocillo, con excepción del blanco. Mezcle durante 10 segundos. Es importante tener un mezclado completo en este paso.

4. Incubar durante 60 minutos a 37 ° C.

5. Sacuda vigorosamente el contenido de los pocillos. Lavar los pocillos 3 veces con solución de lavado diluida (300µl por pocillo). Golpetee los pozos sobre papel absorbente para eliminar las gotas residuales. Nota importante: La sensibilidad y la precisión de este ensayo está marcadamente influenciada por la función de lavado.

6. Añadir 100 µl de solución de sustrato a cada pocillo.

7. Incubar durante 15 minutos a temperatura ambiente (22 ° C - 28 ° C) en la oscuridad.

8. Detener la reacción enzimática agregando 100 µl de solución de parada a cada pocillo.

9. Determinar la absorbancia (OD) de cada pocillo a 450 ± 10 nm con un lector de placas de microtitulación (contra el blanco). Se recomienda realizar la lectura de los pozos dentro de 10 minutos después de añadir la solución de parada.

Cálculo de los resultados

1. Calcular los valores de absorbancia media para cada conjunto de normas, controles y muestras de pacientes.

2. Construir una curva estándar al trazar la absorbancia media obtenida para cada estándar contra su concentración con el valor de la absorbancia en el eje vertical (Y) y la concentración en el eje horizontal (X).

3. Usando el valor de absorbancia media para cada muestra, determinar la concentración correspondiente de la curva de calibración.

5. La concentración de las muestras se puede leer directamente de esta curva estándar. Las muestras con concentraciones superiores que la de más alto nivel tienen que ser aún más diluidas.

Valores de referencia

		Median	Mean ± ISD pg/ml	Range pg/ml
Normal Male		14	13 ± 7	45 - 42
Female	Ovulating	1.3	1.4 ± 0.9	ND – 4.1
	Oral contraceptives	0.9	1.1 ± 0.6	0.3 -2.0
	Postmenopausal	0.8	0.9 ± 0.5	0.1 – 1.7

El rango del ensayo está entre 0,06 pg / ml - 100 pg / ml (DRG, 2009)

63

Determinación de progesterona sérica

La concentración de progesterona en suero fue determinada por el uso de kit comercial DRG® ELISA progesterona, el cual es un ensayo inmunoenzimático basado en el principio de unión competitiva.

Los pocillos de microtitulación se recubren con un anticuerpo policlonal dirigido hacia un sitio antigénico en la molécula de progesterona. La progesterona endógena de una muestra del paciente compite con un conjugado de peroxidasa de rábano - progesterona para la unión al anticuerpo inmovilizado. Después de la incubación, el conjugado no unido se lava. La cantidad de conjugado de peroxidasa unido es inversamente proporcional a la concentración de progesterona en la muestra. Después de la adición de la solución de sustrato, la intensidad de color desarrollado es inversamente proporcional a la concentración de progesterona en la muestra del paciente.

Componentes del Kit:

1. Pocillos de microtitulación 12x8 tiras, 96 pozos Pocillos recubiertos con anti-progesterona anticuerpo (policlonal)

2. Estándar (Standard 0-6), 7 viales, 1 ml, listo para usar Las concentraciones: 0; 0,3; 1,25; 2,5, 5, 15, 40 ng / ml Conversión: 1 ng / ml = 3,18 nmol / 1 contienen 0,03% Proclin 300 + 0,005% de sulfato de gentamicina como conservante.

3. Conjugado enzimático, 1 frasco de 25 ml, listo para usar conjugado. El conjugado de progesterona con peroxidasa de rábano picante * Contienen 0,03% Proclin 300, 0,015% y 0,010% BND MIT como conservante.

4. Solución de sustrato, 1 frasco de 25 ml, listo para usar TMB.

5. Solución de parada, 1 frasco de 14 ml, listo para usar contiene H_2SO_4 0,5 M.

6. Solución de lavado, 1 frasco de 30 ml (concentrado 40X)

* BND = 5-bromo-5-nitro-1 ,3-dioxano

MIT = 2-metil-2H-isotiazol-3-ona.

Procedimiento de prueba

Consideraciones generales:

- Todos los reactivos y las muestras se deben permitir que lleguen a temperatura ambiente antes de su uso. Todos los reactivos deben mezclarse sin formación de espuma.

- Una vez que la prueba se ha iniciado, todos los pasos deben llevarse a cabo sin interrupción.

- Utilizar las puntas nuevas de pipeta de plástico de eliminación para cada estándar de control, o una muestra con el fin de evitar la contaminación cruzada.

- Absorbancia es una función del tiempo de incubación y la temperatura. Antes de comenzar el ensayo, se recomienda que todos los reactivos están listos, las tapas removidas, todos los pozos necesarios fijados en el soporte. Esto le asegurará un tiempo similar para cada uno pipeteo, paso sin interrupción.

- Como una regla general, la reacción enzimática es linealmente proporcional al tiempo y la temperatura.

Procediemiento:

1. Asegurar el número deseado de pocillos de microtitulación en el soporte.

2. Verter 25 µl de cada estándar, controles y muestras con puntas nuevas en los pocillos correspondientes.

4. Dispensar 200 µl de conjugado de enzima en cada pocillo. Mezclar durante 10 segundos. Es importante tener un mezclado completo en este paso.

5. Incubar durante 60 minutos a temperatura ambiente.

6. Sacudir vigorosamente el contenido de los pocillos. Lavar los pocillos 3 veces con solución de lavado diluida (400 µl por pocillo). Golpetee los pozos sobre papel absorbente para eliminar las gotas residuales.

7. Añadir 200 µl de solución de sustrato a cada pocillo.

8. Incubar durante 15 minutos a temperatura ambiente.

9. Detenga la reacción enzimática agregando 100 µl de solución de parada a cada pocillo.

10. Determinar la absorbancia (OD) de cada pocillo a 450 ± 10 nm con un lector de placas de microtitulación. Se recomienda leer los pozos dentro de los 10 minutos después de añadir la solución de parada.

Cálculo de los resultados:

1. Calcular los valores de absorbancia media para cada conjunto de normas, controles y muestras de pacientes

2. Construir una curva estándar al trazar la absorbancia media obtenida para cada estándar contra su concentración con el valor de la absorbancia en el eje vertical (Y) y la concentración en el eje horizontal (X)

3. Usando el valor de absorbancia media para cada muestra, determinar la concentración correspondiente de la curva de calibración

4. La concentración de las muestras se puede leer directamente de esta curva estándar. Las muestras con concentraciones superiores que la de más alto nivel tiene que ser aún más diluida.

Valores de referencia

Normal Women

Follicular phase:	0.1 – 1.4 ng /mL
Lutheal phase :	4 – 25 ng /mL
Menopause:	0.1 - 1 ng/mL
Normal men	0.1 – 1 ng/mL

(DRG, 2007)

Determinación de Proteína C Reactiva de alta sensibilidad (PCR- hs)

El Kit PCR (humano) *Cayman EIA* es un ensayo inmunométrico que puede ser utilizado para medir la PCR en el plasma sin purificación de la muestra. La curva estándar se extiende el intervalo de 0-3.000 pg / ml con un límite de detección de aproximadamente 50 pg / ml. Este ensayo está basado en la técnica de sándwich con doble anticuerpo, cada pocillo de placa de micropocillos suministrado con el kit ha sido revestida con un anticuerpo monoclonal específico para PCR humana (anti-PCR humana de ratón). El anticuerpo podrá unirse a la PCR humana que se encuentre en cada pocillo. Las muestras y los estándares son incubadas en las placas recubiertas con los anticuerpos, la placa se enjuaga antes de la adición de un anticuerpo marcado con HRP-PCR para detectar el anticuerpo monoclonal con la PCR capturada. Los anticuerpos forman un sándwich porque se unen en dos sitios distintos de la molécula de PCR, la concentración del analito está determinada por la medición de la actividad enzimática de HRP usando un sustrato cromógeno TMB (3,3′, 5,5′ tetrametilbenzidina). Luego de un periodo de tiempo suficiente la reacción es detenida con ácido, formando un compuesto de color amarillo que puede ser medido a 450 nm. La intensidad del color medida por espectrofotometría es directamente proporcional a la concentración de anticuerpo marcado − HRP y a su vez es proporcional a la concentración de PCR (Cayman, 2011)

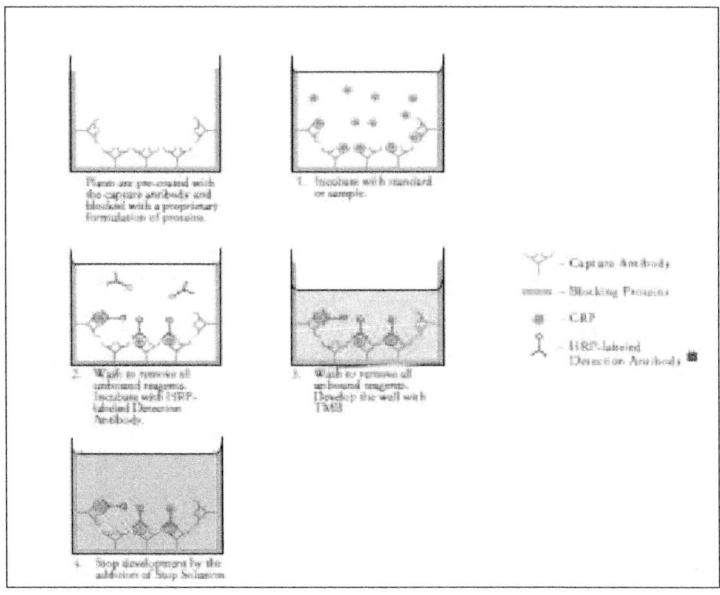

Figura 4. Procedimiento para determinación de PCR. *Cayman,* 2011

Determinación de Interleuquina 6 (IL-6)

La determinación de IL-6 en suero se realizó con un kit comercial de *Thermo Scientific*, es cual es un ensayo inmunoenzimático para determinar las concentraciones de este analito.

Procedimiento

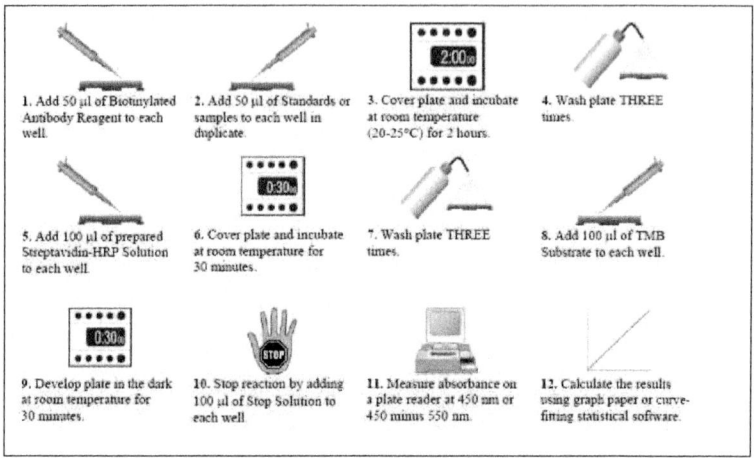

Figura 5. Procedimiento para la determinación de IL -6.(*Thermo, S.,* 2009)

Valores de referencia

Sample type & number	Mean	Range
Serum (n=14)	43 pg /ml	0 -149 pg/ml
Plasma (n=14)	0.7 pg/ml	0 – 5 pg/ml
Urine (n=5)	0.3 pg/ml	0 – 0.6 pg /ml

(*Thermo, S.,* 2009)

Determinación de factor de necrosis tumoral alfa (TNF – α)

El kit de *Thermo Scientific* para TNFα humano es un inmunoensayo enzimático para la medición de TNFα humano en el suero (EDTA, heparina), plasma (citrato de sodio), y sobrenadantes de cultivos.

68

Procedimiento:

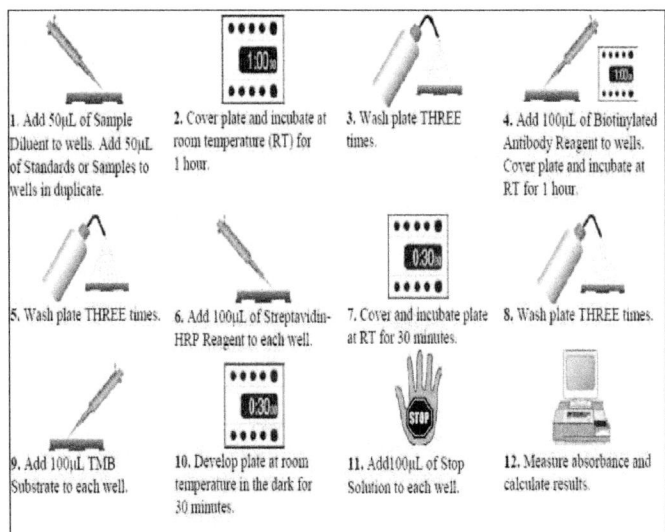

Figura 6. Procedimiento para la determinación de TNFα. (*Thermo, S.*, 2012)

Valores de referencia:

La sensibilidad del kit es de menor de 2 pg/ml, los valores de referencia son

Sample Type	Mean (pg/ml)	Median (pg/ml)	Range (pg/ml)
Serum (n=35)	<2	<2	0 – 1.3
EDTA plasma (n=35)	2.45	<2	0-17.3
Citrate plasma (n=8)	<2	<2	0-9.6
Heparin plasma (n=13)	2.1	<2	0-16.6

(Thermo, 2012)

Técnica de procesamiento y análisis de los datos

Los datos obtenidos fueron procesados usando el Programa Estadístico para Ciencias Sociales (SPSS) versión 15.0 para Windows. Los resultados fueron analizados utilizando los estadísticos: promedios y error estándar, t de *Student* para establecer la significancia estadística la cual quedó establecida en $p < 0,05$.

CAPÍTULO IV

RESULTADOS

La población estuvo constituida por 81 pacientes que acudieron a la consulta de ginecología del Ambulatorio Urbano tipo II "Dr. Ramón Gualdrón" de Barquisimeto, - Estado Lara y consultaron por signos y síntomas relacionados con SOP, 30 pacientes cumplieron con los criterios del Consenso de Rotterdam del 2003 para el diagnóstico de SOP (Rotterdam ESHRE /ASRM, 2004); de las cuales 24 pacientes constituyeron la muestra definitiva del estudio de acuerdo con los criterios de inclusión y exclusión.

En el cuadro 1, se describen las características basales de la muestra observándose que la edad promedio fue de 25,42 ± 1,01 años, el índice de masa corporal promedio fue de 28,80 ± 1,44 Kg/m^2 y índice cintura / cadera promedio es de 0,88 ± 0,01. El índice *Ferriman – Gallwey* modificado fue de 8,25± 1,01, el promedio del volumen del ovario derecho fue de 13,32 ± 0,80 cm^3 y del ovario izquierdo fue 13,10 ± 1,00 cm^3; en relación a las variables endocrinas, metabólicas e inflamatorias no hubo diferencias estadísticamente significativas entre ambos grupo excepto en los niveles de insulina con $p = 0,02$.

La distribución aleatoria a cada grupo del estudio fue de 12 pacientes para el grupo de metformina (Grupo A) y 12 pacientes para el grupo metformina con sitagliptina (Grupo B), todas las pacientes concluyeron el estudio. La cantidad que constituyó la muestra estuvo limitada por el tiempo establecido en los lapsos académicos – administrativos que establece el programa de Doctorado en Ciencias Biomédicas, asimismo para ingresar cada paciente al estudio fue necesario esperar alrededor de 45 días a 60 días considerando la necesidad de tomar los niveles de

71

progesterona sérica pretratamiento y el inicio de la fase experimental entre el 3° a 5° día de la menstruación.

Es oportuno destacar que no fue posible la determinación de los niveles séricos de Interleuquina 1β, debido a las dificultades en la importación y asignación de divisas a las empresas del país, encargadas de la comercialización de este producto en Venezuela.

Cuadro 1. Características basales de la muestra distribuida por grupo de estudio antes de la intervención farmacológica.

Variable	Grupo A (n = 12)		Grupo B (n=12)		
	X̄	EE	X̄	EE	p
Edad (años)	24,00	1,03	26,83	1,72	0,172
IMC (kg/m^2)	28,57	2,09	29,02	2,07	0,880
Indice Cintura/Cadera	0,88	0,02	0,89	0,03	0,700
IndiceFerriman – Gallwey modificado	7,08	0,97	9,42	1,75	0,256
Volumen ovario derecho (cm^3)	12,32	0,52	14,32	1,50	0,221
Volumen ovario izquierdo(cm^3)	11,85	0,72	14,34	1,83	0,219
Glicemia basal (mg/dl)	91,34	2,12	88,06	3,06	0,387
Colesterol total (mg/dl)	150,14	6,21	151,23	8,48	0,918
Triglicéridos (mg/dl)	76,10	9,51	118,31	20,86	0,079
Ácido úrico (mg/dl)	3,88	0,23	4,26	0,42	0,429
Insulina basal (□UI/ml)	16,31	2,47	27,86	3,86	0,020
HDL (mg/dl)	61,18	5,91	52,39	4,44	0,247
LDL (mg/dl)	75,10	8,51	79,98	9,81	0,711
Testosterona (pg/ml)	2,23	0,34	2,23	0,47	0,990
Progesterona (ng/ml)	3,59	1,42	6,33	1,92	0,265
PCR – hs (mg/L)	4,59	0,97	4,40	1,27	0,904
IL – 6 (pg/ml)	6,29	0,17	6,62	0,27	0,308
TNF –alfa (pg/ml)	7,22	0,26	6,79	0,62	0,531

IMC: índice de masa corporal ;Grupo A: metformina; Grupo B: metformina + sitagliptina

Variables Metabólicas

El eje fisiopatológico de las alteraciones metabólicas que caracteriza al SOP es la insulinorresistencia, que condiciona trastornos en el metabolismo de los hidratos de carbono, lípidos y ácido úrico en estas pacientes. En el cuadro 2 (ver más adelante), se observó para ambos grupos niveles de glicemia en ayunas en límites normales, sin embargo, en el grupo B de luego de 8 semanas de tratamiento se observó un ascenso que no fue estadísticamente significativo ($p = 0,392$).

En relación a la glicemia posterior a la carga oral de 75 gr. de glucosa anhidra, se observó que todas las pacientes de ambos grupos antes y después del tratamiento no presentaron intolerancia a los hidratos de carbono con valores de glicemia menores a 140mg/dl. Respecto a la concentración de insulina en ayunas, se evidenció un descenso en el grupo B posterior al tratamiento, mientras que en el grupo A hubo un ascenso que estadísticamente no fue significativo ($p = 0,05$). Al comparar los niveles séricos de glicemia en ayunas, glicemia posterior a la carga oral de 75 gr. de glucosa anhidra e insulina en ayunas al final del tratamiento entre ambos grupos de estudio no hubo diferencias estadísticamente significativas $p = 0,631$, $p = 0,729$ y $p = 0,832$ respectivamente.

La insulinorresistencia (IR) consiste en la disminución de la capacidad de diversos tejidos (muscular, hepático, adiposo) de responder eficazmente a la insulina en cuanto a su efecto internalizador de glucosa. Múltiples métodos han sido diseñados para medir dicho fenómeno de manera experimental, entre ellos el índice de insulinorresistencia HOMA (*Homeostasis Model Assessment*) el cual, es uno de los más utilizados en diversos estudios clínicos por su facilidad de cálculo y por estar validado frente al clamp euglicémico-hiperinsulinémico considerado el "*gold standar*" para su diagnóstico. Un valor de HOMA $\geq 2,6$ define la IR (Buccini y Wolfthal, ob. cit).

En el grafico 1 (ver más adelante), se observa en el grupo A un ascenso del HOMA el cual fue no fue estadísticamente significativo ($p= 0,05$) mientras que, en el grupo B hubo un descenso del HOMA estadísticamente no significativo en este grupo ($p=0,91$). Al comparar ambos grupos posterior al tratamiento tampoco se observó diferencias estadísticamente significativa ($p =0,570$).

En el cuadro 3 (ver más adelante), se comparan los niveles del perfil lipídico y ácido úrico antes y después del tratamiento con metformina (grupo A) y metformina con sitagliptina (grupo B), no encontrándose diferencias estadísticamente significativas entre ambos grupos en los niveles de colesterol total (p = 0,958 y p= 0,669 respectivamente); en relación a los niveles de HDL- colesterol se observó un descenso posterior a tratamiento en cada uno de los grupos siendo estadísticamente significativo en el grupo A ($p = 0,01$).

Respecto a los niveles de LDL- colesterol presentan un ascenso en el grupo A y un descenso en el grupo B, sin embargo estas diferencias no fueron estadísticamente significativa ($p =0,402$ y $p= 0,744$ respectivamente). En ambos grupos se aprecia un ascenso de los niveles séricos de triglicéridos siendo de mayor en el grupo B aunque no fue estadísticamente significativa ($p= 0,210$). Al comparar ambos grupos posterior al tratamiento tampoco se observaron diferencias estadísticamente significativas ($p =0,177$, $p=674$, $p= 0,532$, $p=0,275$ respectivamente).

Por su parte, la variable ácido úrico considerada como marcador de la disfunción endotelial que acompaña al SOP, presentó en ambos grupos descenso de sus niveles sin diferencias estadísticamente significativa ($p= 0,234$ y $p= 0, 431$ respectivamente). Al comparar ambos grupos posterior al tratamiento tampoco se observó diferencias estadísticamente significativa ($p =0,442$).

Cuadro 2. Niveles séricos de glicemia en ayunas y posterior a la carga oral de 75 gr de glucosa anhidra e insulina en ayunas en pacientes con SOP antes y después del tratamiento con metformina sola o combinada con sitagliptina.

Variable	Grupo A (n=12)					Grupo B (n=12)					p^*
	Antes		Después			Antes		Después			
	$\overline{X}$	EE	Prom	EE	p	$\overline{X}$	EE	Prom	EE	p	
Glicemia en ayunas (m,g/dl)	91,34	2,12	91,08	1,31	0,863	88,06	3,06	93,43	4,66	0,392	0,631
Glicemia post 75 gr de glucosa anhidra (mg/dl)	95,63	4,76	97,40	3,67	0,745	96,80	2,26	95,30	9,10	0,889	0,729
Insulina en ayunas (UI/ml)	16,31	2,47	19,91	3,15	0,050	27,86	3,86	22,30	6,03	0,18	0,832

p intragrupal; p^* intergrupal; Grupo A: metformina; Grupo B: metformina + sitagliptina

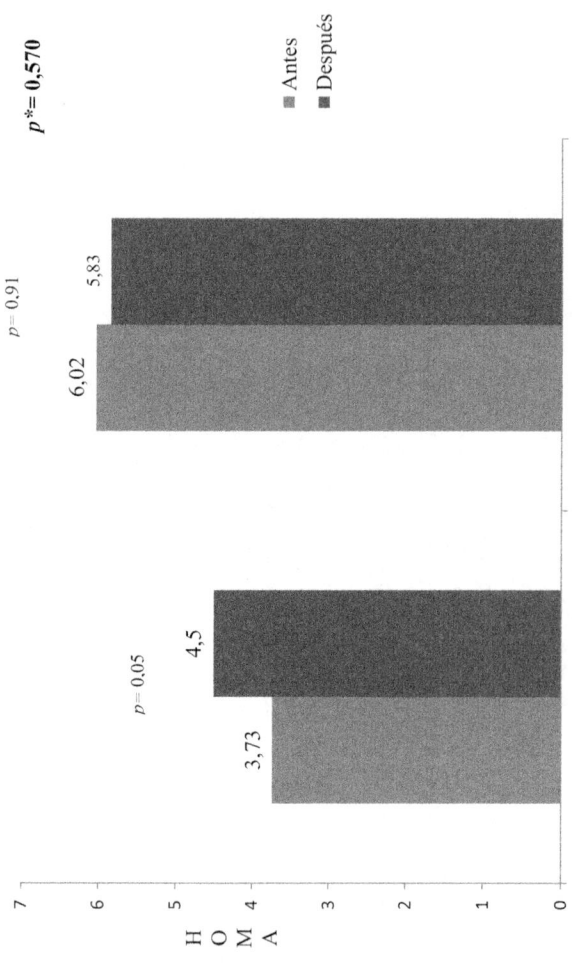

Grafico 1. Índice de insulinorresistencia HOMA (*Homeostasis Model Assessment*) en pacientes con SOP antes y después del tratamiento con metformina sola o combinada con sitagliptina.

Cuadro 3. Niveles séricos de colesterol total, HDL- colesterol, LDL – colesterol, triglicéridos y ácido úrico en pacientes con SOP antes y después del tratamiento con metformina sola o combinada con sitagliptina.

| Variable | Grupo A (n= 12) | | | | | Grupo B (n=12) | | | | | p^* |
| | Antes | | Después | | | Antes | | Después | | | |
	$\overline{X}$	EE	$\overline{X}$	EE	p	$\overline{X}$	EE	$\overline{X}$	EE	p	
Colesterol total (mg/dl)	150,14	6,21	149,80	7,17	0,958	151,23	8,48	154,48	10,57	0,669	0,177
HDL -colesterol (mg/dl)	61,17	5,91	50,30	3,78	0,01	52,39	4,44	47,53	5,28	0,115	0,674
LDL - Colesterol (mg/dl)	75,10	8,51	81,25	6,71	0,402	78,98	9,81	74,21	2,12	0,744	0,532
Triglicéridos (mg/dl)	76,10	9,51	104,82	20,86	0,052	118,32	20,86	177,90	61,87	0,210	0,275
Ácido Úrico (mg/dl)	3,88	0,23	3,62	0,29	0,234	4,26	0,42	4,01	0,41	0,431	0,442

p intragrupal; p^* intergrupal; Grupo A: metformina; Grupo B: metformina + sitagliptina

Variables Endocrinas

Los signos endocrinos que definen al SOP son el hiperandrogenismo y la anovulación, para la evaluación de dichos parámetros fueron determinados los niveles séricos de testosterona libre y progesterona (tomada el día 21 del ciclo menstrual) respectivamente. Dichas determinaciones hormonales se realizaron antes y después de la administración de los fármacos en estudio; en el gráfico 2 y 3 se observa para ambos grupos elevación de los niveles séricos de testosterona libre y progesterona que no fueron estadísticamente significativos, excepto para el nivel sérico de progesterona en el grupo B luego del tratamiento con un valor de $p = 0,04$. La comparación de los niveles séricos de testosterona libre y progesterona al final del tratamiento entre ambos grupos de estudio tampoco fueron estadísticamente significativas $p = 0,087$ y $p = 0,326$ respectivamente

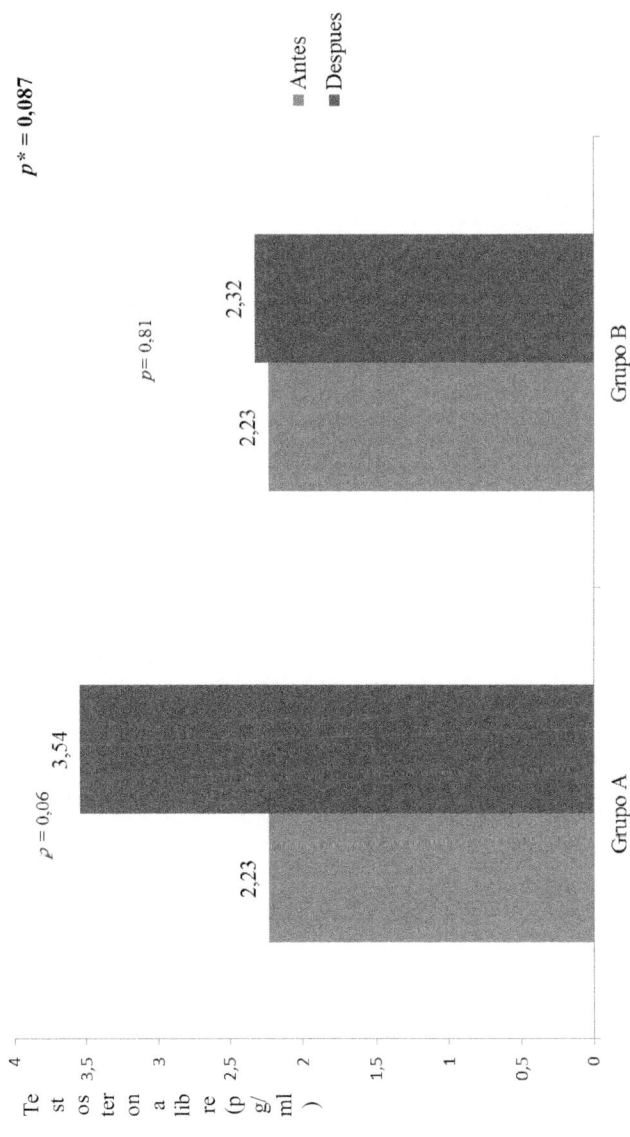

$p* = 0,087$

Gráfico 2. Niveles séricos de testosterona libre en pacientes con SOP antes y después del tratamiento con metformina sola o combinada con sitagliptina. p

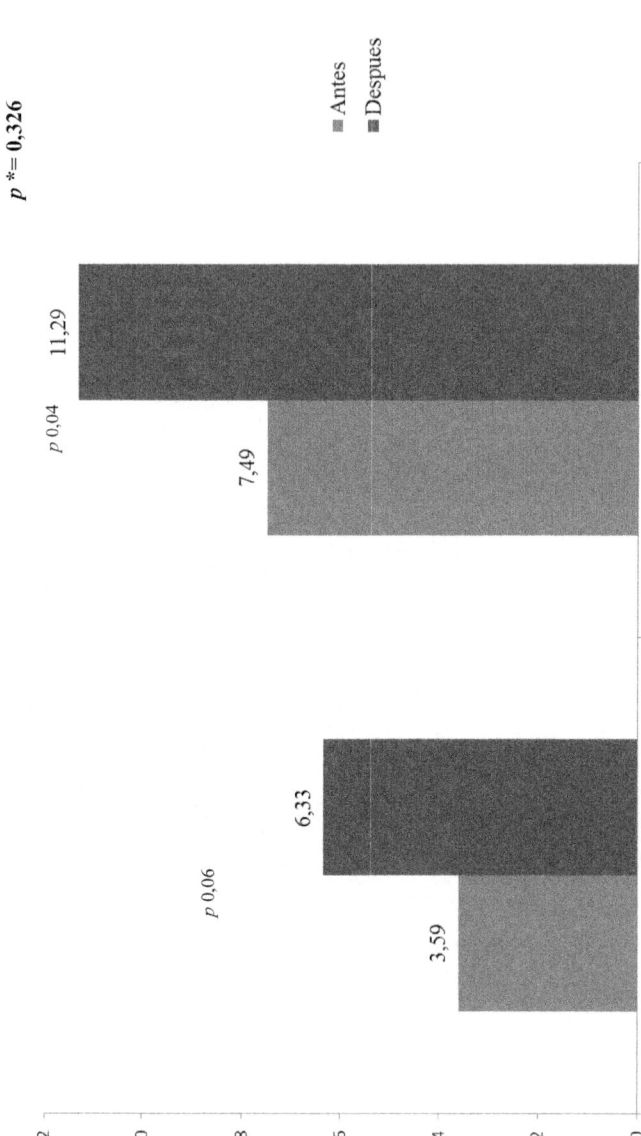

Gráfico 3. Niveles séricos de progesterona en pacientes con SOP antes y después del tratamiento con metformina sola o combinada con sitagliptina

80

Variables Inflamatorios

Ha sido ampliamente estudiado el rol fisiopatológico de la IR en alteraciones metabólicas del SOP, sin embargo también parece estar relacionada con el estado proinflamatorio y de stress oxidativo que se ha observado en esta patología (Varalakshmi D. y col., 2014). Además se ha señalado, el rol que juega en FNT - α, en el mecanismo de IR del SOP al favorecer la fosforilación en serina del IRS-1 inhibiendo la señalización de insulina (Dunaif, ob. cit.). Bajo estas consideraciones se realizó la determinación de marcadores inflamatorios como IL-6, PCR y FNT - α en ambos grupos del estudio, observándose en el cuadro 4 en ambos grupos de estudio un descenso de las variables IL-6 y FNT- α sin diferencias estadísticamente significativa con $p = 0,257$ y $p = 0,507$ respectivamente para IL-6, y $p = 0,309$ y $p= 0,297$ respectivamente para FNT- α.

En relación a la PCR, se observó elevación de sus niveles posterior al tratamiento solo en el grupo A, mientras que en el grupo B disminuyó como las otras variables inflamatorias estudiadas sin embargo estas diferencias no fueron estadísticamente significativas ($p = 0,537$ y $p =0,803$ respectivamente). Al comparar ambos grupos luego de las 8 semanas de tratamiento no hubo diferencias estadísticamente significativas en las variables: PCR, IL -6, FNT -α ($p= 0,574$, $p= 424$, $p=0,530$ respectivamente).

Cuadro 4. Niveles séricos de PCR, IL -6, FNT- α en pacientes con SOP antes y después del tratamiento con metformina sola o combinada con sitagliptina.

Variable	Grupo A (n=12)					Grupo B (n=12)					p^*
	Antes		Después			Antes		Después			
	$\overline{X}$	EE	$\overline{X}$	EE	p	$\overline{X}$	EE	$\overline{X}$	EE	p	
PCR (mg/dl)	4,59	0,97	5,24	1,06	0,537	4,40	1,27	4,21	1,47	0,803	0,574
IL- 6(pg/ml)	6,29	0,17	5,95	0,21	0,257	6,62	0,27	6,30	0,36	0,507	0,424
FNT - α (pg/ml)	7,22	0,26	6,68	0,42	0,309	6,79	0,62	6,20	0,63	0,297	0,530

p intragrupal; p^* intergrupal. Grupo A: metformina. Grupo B: metformina + sitagliptina

82

Las reacciones adversas medicamentosas (RAM) reportadas en ambos grupos correspondieron a síntomas gastrointestinales con 70,83%, seguido de cefalea, calambres y disminución del apetito con 16,66% cada uno. Solo 4,16% no reportó RAM durante la duración del estudio. Todos las RAM fueron catalogados como leves, como se aprecia en el gráfico 1.

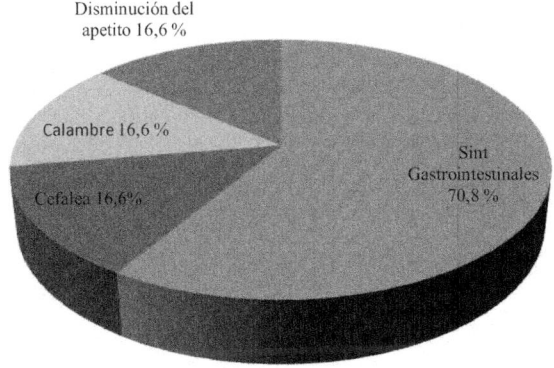

Gráfico 4. Reacciones Adversas Medicamentosas leves reportadas en los pacientes de estudio

Además, 54,16% (13 pacientes) de las pacientes que participaron en el estudio tenían trastornos menstruales (oligo – amenorrea) antes de iniciar la fase experimental, y de estas, 92,30% (12 pacientes) presentaron sangrado menstrual espontaneo mientras recibieron tratamiento. El 12,5% (3 pacientes) del total de la muestra que participaron en el estudio se embarazaron al finalizar el estudio.

CAPÍTULO V

DISCUSIÓN

El Síndrome de Ovario Poliquístico (SOP) es un trastorno endocrino metabólico que afecta entre el 5 al 10 % de mujeres en edad reproductiva, con una amplia variabilidad en la presentación clínica, lo que crea dificultades al momento del diagnóstico (Merino y col., ob. cit.).

La fisiopatología aún no está clara, se ha involucrado la base genética asociada a un síndrome poligénico con importante segregación familiar tanto en el rasgo metabólico como del hiperandrogenismo (Pérez, ob. cit.); de igual manera, las alteraciones del eje hipotálamo – hipófisis- ovario con secreción anormalmente elevada de la LH y disminuida de FSH contribuyen a justificar las características clínicas - endocrinas como lo son los trastornos menstruales con anovulación e infertilidad y el hiperandrogenismo clínico y bioquímico (Yen y col., ob. cit.). Sin embargo, ambos mecanismos no justifican las manifestaciones metabólicas de dicha patología con trastornos en la tolerancia a la glucosa, dislipidemia, incremento del riesgo de ateroesclerosis y enfermedad cardiovascular con disfunción endotelial.

La determinación de la insulinorresistencia como eje central del rasgo metabólico del SOP, permitió introducir en el tratamiento fármacos específicos que modifican el curso de dicho trastorno y reducen la morbilidad metabólica de esta patología. Fundamentado en este hecho, se planteó en esta investigación evaluar los efectos de la administración de metformina sola o combinada con sitagliptina en variables endocrinas, metabólicas y marcadores de respuesta inflamatoria en pacientes con SOP, estimando el posible beneficio del sinergismo farmacológico de sumación con la intervención sobre el eje entero insular involucrado en la secreción y acción de la insulina.

En esta investigación, las pacientes estudiadas presentaron un promedio de IMC en el rango de sobrepeso ($28,80 \pm 1,44$ Kg/m^2). Esta característica corresponde a lo establecido por otros autores quienes señalan que existe una elevada prevalencia de sobrepeso u obesidad en el SOP tanto que, ha sido considerado junto con la insulinorresistencia como responsable de las complicaciones médicas del SOP (Velásquez, 2002).

Otro aspecto a destacar en estas pacientes, es que muchas de ellas cursan con una elevada concentración de insulina en ayunas, como ha sido establecido por Burghen y colaboradores (Burghen y col., 1980). En esta investigación, este rasgo fue observado en uno de los grupos de intervención, específicamente en el grupo metformina/sitagliptina (grupo B) en condiciones basales, cuyo nivel promedio de concentración de insulina fue estadísticamente significativo ($p < 0,02$).

Con respecto a la cinética de la glucosa en las pacientes con SOP, ha sido demostrado ampliamente que presentan una reducción entre un 35 a 40 % en la utilización de glucosa estimulada por insulina, (Venkatesan y col., 2001) así como también, mayores niveles de glucosa sanguínea en pacientes obesas al realizar la prueba oral de glucosa (Dunaif y col., 1987). En este sentido, se encontró en la esta investigación que las pacientes presentaron niveles de glicemia normales antes y después del tratamiento, solo en el grupo que recibió la combinación metformina / sitagliptina (grupo B), se observó ascenso de los niveles de glicemia luego del tratamiento el cual no fue estadísticamente significativo ($p = 0,392$); además, se observó que todas las pacientes de ambos grupos antes y después del tratamiento no presentaron intolerancia a los hidratados de carbono, estos resultados contrastan con lo planteado por Dunaif, quien señala que hasta un 30% de las pacientes obesas con SOP pueden ser intolerantes a los hidratados de carbono o incluso presentar DM2 (Dunaif, 1997).

De igual manera, existen trastornos en la secreción de insulina en el SOP dados por incremento en la secreción basal de insulina con reducción de la depuración hepática de la misma teniendo como resultado hiperinsulinemia (O´Meara y col.,

1993), además ha sido demostrado un importante grado de resistencia insulínica (Venkatesan y col., ob. cit).

Con respecto a las variables metabólicas en el grupo de pacientes que recibió metformina (grupo A) se presentó un ascenso de los niveles de insulina en ayunas (p =0,05), lo cual es contrario con lo esperado por su efecto sensibilizador a la insulina y además, con los resultados reportados por Bratati y colaboradores, quienes demostraron una reducción de los niveles de insulina en ayunas luego de utilizar una dosis de 1500 mg de metformina durante 12 semanas de tratamiento (Bratati y col., 2010).

Por el contrario, Erhmann y colaboradores, demostraron que la metformina administrada a dosis de 850 mg tres veces al día por 12 semanas en pacientes con SOP no mejoró la secreción de insulina independientemente a las modificaciones del peso (Erhmann y col., 1997). En esta investigación tampoco se pudo determinar el efecto sensibilizador de la insulina, con la dosis administrada de 850 mg de metformina al día durante 8 semanas, la cual fue considerada para minimizar la frecuencia de RAM que han sido descritas con esta droga.

Por otra parte, en el grupo de pacientes que recibieron la combinación metformina/sitagliptina (grupo B), se evidenció un descenso de los niveles de insulina en ayunas luego de 8 semanas de tratamiento con metformina (850mg) y sitagliptina (50mg), este hallazgo permite inferir la posible acción de la sitagliptina en la cinética de la secreción y acción de insulina en el SOP, considerando que la inhibición de DPPIV por la sitagliptina incrementa los niveles endógenos de GLP-1 y GIP trayendo como consecuencia el aumento en los niveles de insulina solo dependiente de glucosa y un descenso en los niveles de glucagón (Baggio y Drucker, ob. cit.), sin embargo, en esta investigación a pesar de que todas las pacientes presentaron niveles de glicemia dentro de rangos normales, el posible efecto insulinosensibilizador podría deber a su acción sobre la secreción de glucagón, y de esta forma mejoraría el trabajo de la célula beta pancreática la cual es disfuncional en el SOP, como ha sido demostrado ampliamente en otras investigaciones (Erhmann y col., 1995, Venkatesan y col., ob. cit).

Los estudios con sitagliptina en modelos de insulinorresistencia que han sido publicados en la actualidad, se han realizados en modelos animales, evidenciando una restauración de la primera fase de la respuesta insulínica a la glucosa, reducción de los niveles de glucagón en ayunas y mejoría la tolerancia a la glucosa (Chen y col., 2011).

Ahora bien, respecto al índice HOMA el cual determina el estado de insulinorresistencia, hubo un descenso del mismo en el grupo B (grupo metformina/sitagliptina) el cual no fue estadísticamente significativo ($p = 0,91$). Para contrastar este resultado, se puede hacer referencia al estudio de Elkind – Hirsch y colaboradores, quienes intervinieron en el eje enteroinsular con exenetide (análogo de la incretina GLP-1); a pesar de que exenetide tiene un mecanismo de acción diferente a la sitagliptina, ambas drogas aumentan los niveles de incretinas; en este sentido, ellos también demostraron en los grupos que recibieron monoterapia con exenetide y terapia combinada con exenetide/metformina, una reducción del índice HOMA aunque estadísticamente no significativo, mientras que el grupo que recibió monoterapia con metformina no presento cambios en el HOMA (Elkind – Hirsch y col., 2008). Por lo anterior es posible inferir, que el uso de drogas que optimicen la acción de las incretinas como es el caso de sitagliptina, puede ser de utilidad en el tratamiento de pacientes con SOP al mejorar el estado de insulinorresistencia que ellas presentan.

En el SOP además del trastorno en la acción de la insulina se presentan modificaciones en el metabolismo de los lípidos, encontrándose elevación de la LDL colesterol, triglicéridos y descenso en HDL- colesterol (Slowinski y col., 1991); este mismo autor, ha señalado una correlación positiva entre los niveles de insulina en ayunas, triglicéridos y lipoproteínas de muy baja densidad. En este estudio, se encontraron niveles de colesterol total dentro de valores normales para ambos grupos antes y después del tratamiento, sin embargo, los niveles HDL-colesterol, presentaron un descenso en el grupo que recibió metformina (grupo A) el cual fue estadísticamente significativo ($p=0,01$), resultado contrario a lo que ha sido reportado por otros autores, como el estudio realizado por Velázquez y colaboradores, quienes señalan que la terapia con metformina no modifica de manera significativa el perfil lipídico (colesterol total, HDL-colesterol, LDL- colesterol y triglicéridos) (Velázquez y col., ob. cit.); mientras que Bratati y colaboradores, refieren un ascenso significativo ($p < 0,05$) del nivel de HDL- colesterol luego de la terapia con 1500 mg de metformina diarios (Bratati y col., ob. cit.).

En esta investigación, no se reportaron cambios en los niveles de LDL- colesterol y en los niveles de triglicéridos estadísticamente significativos en ambos grupos luego del tratamiento, lo cual está en correspondencia con lo que ya ha sido señalado por Velásquez y colaboradores (Velásquez y col., ob. cit.); no obstante a lo anterior, Quintero – Castillo y colaboradores realizaron un estudio para evaluar el efecto de metformina en el perfil lipídico en pacientes con SOP obesas y no obesas encontrando que solo con dosis de 1000 mg de metformina durante tres meses se pudo lograr un descenso de colesterol total, LDL- colesterol y triglicéridos, y ascenso de HDL- colesterol en el grupo de pacientes obesas, mientras que en el grupo de pacientes no obesas no se evidenciaron cambios estadísticamente significativos (Quintero-Castillo y col., 2010).

Entre las razones que pudieran explicar el hecho de no haber logrado cambios significativos en los valores del perfil lipídico en las pacientes que participaron en esta investigación, se puede mencionar: no hubo intervención sobre la dieta, ni prescripción de ejercicio; asimismo, es posible que la dosis utilizada de metformina de 850 mg al día por 8 semanas no fue suficiente para lograr cambios significativos en estos parámetros.

Sobre los efectos en el perfil lipídico de la combinación de metformina/sitagliptina no se determinaron cambios significativos; resultados que pudieran ser contrastados con lo reportado por Elkind-Hirsch en su estudio con el uso de exenetide (análogo de GLP-1), en el cual ellos donde tampoco evidenciaron efectos sobre los niveles de colesterol total y LDL-colesterol, solo encontraron un discreto ascenso del nivel de triglicéridos (Elkind-Hirsch y col., ob. cit.)

El ácido úrico, producto del metabolismo de las purinas, en la actualidad es considerado un marcador de disfunción endotelial, al ejercer acciones proinflamatorias, proliferativas y pro-oxidativas sobre las células endoteliales que incrementan el riesgo cardiovascular y su descenso se ha traducido en disminución de dicho riesgo (Luque- Ramírez y col., ob., cit.). En esta investigación, se observó disminución en los niveles de ácido úrico en ambos grupos de tratamiento aunque estadísticamente no significativo, correspondiéndose a lo señalado por Luque-Ramírez y colaboradores en 2008, al evaluar el efecto de metformina a dosis de 850 mg diario por 24 semanas (Luque- Ramírez y col., ob., cit.). En relación al efecto de sitagliptina sobre ácido úrico fue publicado un estudio japonés en 2012, sobre los efectos pleiotrópicos de sitagliptina en dosis crecientes desde 25 a 100 mg en pacientes diabéticos tipo 2 (modelo de insulinorresistencia) demostrando un leve incremento de los niveles de ácido úrico estadísticamente significativo. Del mismo modo, Kubota y colaboradores, han señalado que el efecto natriurético de la incretina GLP-1 puede incrementar los niveles de creatinina y ácido úrico (Kubota y col., 2012). En esta investigación en el grupo de pacientes que recibió la combinación metformina/sitagliptina hubo un descenso de los niveles de ácido úrico, a diferencia de lo que han señalado los autores anteriormente comentados.

El otro rasgo fisiopatológico que caracteriza el SOP son las alteraciones endocrinas con anovulación crónica, e hiperandrogenismo; en esta investigación, los niveles séricos de progesterona determinada el día 21 del ciclo menstrual (fase lútea), alcanzaron una mayor elevación en ambos grupos luego de la intervención farmacológica la cual fue estadísticamente significativa solo en el grupo que recibió la combinación metformina/sitagliptina ($p= 0,04$), esto permite establecer la posibilidad de un sinergismo farmacológico de sumación al observar mayor ascenso de la progesterona con la terapia combinada de metformina/sitagliptina. Ninguno de los dos grupos, alcanzó niveles de progesterona > 15 ng/dl (Builes y col., 2006), considerado como índice de ovulación, probablemente debido al uso de las dosis utilizadas de ambos fármacos en este diseño experimental. En la actualidad, no existen otros estudios donde se halla vinculado el efecto de sitagliptina en la restauración de la ovulación en pacientes con SOP, solo se puede comentar el estudio de Legro y colaboradores, quienes evaluaron los efectos en la ovulación con el uso de metformina y rosiglitazona (ambos sensibilizadores de la acción de la insulina por mecanismo de acción diferentes) en pacientes con SOP, encontrando elevación de los niveles de progesterona como indicador de ovulación en ambos grupos de tratamiento, sin embargo, sus resultados no fueron estadísticamente significativos (Legro y col, 2007).

Los resultados obtenidos sobre los niveles de progesterona en el grupo que recibió la combinación metformina/sitagliptina, se pueden considerar un efecto del uso de sitagliptina, fundamentado en que existe expresión de la DPPIV en las células lúteas humanas, involucradas en la función lútea como peptidasas de superficie (Fujiwara y col., ob.cit)

Es importante destacar que en la presente investigación, el 54,16% de las paciente que participaron en el estudio tenían trastornos menstruales y de estas, 92,30% presentaron sangrado menstrual espontáneo y el 12, 5% se embarazó al final del estudio, hallazgos que pueden relacionarse con la recuperación de la fertilidad en estas pacientes, tal como señaló Velázquez y colaboradores en su trabajo quienes reportaron luego del tratamiento con 1500 mg de metformina durante 8 semanas, normalización de los ciclos menstruales y recuperación de la fertilidad por tres embarazos al finalizar el estudio (Velázquez y col., ob.cit.).

Por otra parte, los niveles de testosterona libre se mantuvieron dentro de límites normales antes y después del tratamiento, con un discreto ascenso en ambos grupos al final del estudio que no fue estadísticamente significativo. Este andrógeno fue considerado como medida de hiperandrogenismo, al estimar que la hormona libre es quien tiene actividad biológica. El hallazgo no esperado del nivel de testosterona el cual no disminuyó durante la intervención farmacológica en esta investigación, nuevamente pudiera explicarse por la dosis utilizada de metformina en este diseño experimental, lo cual contrasta con lo encontrado por investigaciones donde ha sido reportado descenso de la concentración de testosterona libre por reducción de la actividad de la enzima P450c17α ovárica (Palomba y col., 2009; Bratati y col., ob.cit.).

En relación a los efectos de sitagliptina sobre los niveles de testosterona, no hay en la actualidad reporte alguno, sin embargo con el uso de análogos de GLP-1 como exenetide se realizó un trabajo en conjunto con metformina donde se evidencia un efecto sinérgico con mayor descenso de testosterona total en el grupo combinado (Elkind-Hirsch y col., ob. cit.).

De manera amplia ha sido planteado por múltiples investigaciones, el incremento de riesgo de enfermedad ateroesclerótica con mayor prevalencia de hipertensión arterial y enfermedad arterial coronaria en las pacientes con SOP, lo que se encuentra estrechamente relacionado con el sustrato de insulinorresistencia que lleva a disfunción endotelial y a un estado inflamatorio de bajo grado en estas pacientes. En esta investigación, se realizó la determinación de PCR de alta sensibilidad, IL-6 y FNT-α con la finalidad de evaluar el estado proinflamatorio encontrándose posterior al tratamiento disminución de los niveles séricos de IL-6 y FNT-α en ambos grupos estadísticamente no significativo. Los niveles de PCR tuvieron un comportamiento similar solo en el grupo que recibió la combinación metformina /sitagliptina. Estos resultados denotan un descenso del estado de respuesta inflamatoria con el uso de esta terapia, diferente a los reporte de otras investigaciones como la de Elkind-Hirsch y colaboradores, quienes evaluaron el eje entero insular con el uso de exenetide (análogo de incretina), encontrando un descenso de los parámetros inflamatorios (PCR, IL-6 y FNT-α) solo en el grupo que recibió metformina y ascenso de los mismo en el grupo que recibió la terapia combinada, siendo estos resultados estadísticamente no significativos (Elkind-Hirsch y col., ob. cit.).

Asimismo, Xu y colaboradores realizaron un metanálisis sobre los efectos del uso de metformina sobre los niveles de IL-6 en pacientes con SOP concluyendo que el uso de metformina modifica los niveles séricos de IL-6 y puede atenuar el bajo grado de inflamación que está presente en el SOP (Xu y col., 2014); del mismo modo, Orbetzova y colaboradores concluyeron que la terapia con metformina reduce los niveles de FNT-α lo que contribuyen a disminuir el riesgo cardiovascular de estas pacientes, considerando que esta citoquina está involucrada en el trastorno de señalización que caracteriza la insulinorresistencia en el SOP (Orbetzova y col., 2011). Estos resultados se corresponden, con hallazgos de esta investigación con respecto al grupo que recibió metformina.

Ahora bien, el efecto de sitagliptina sobre las variables inflamatorias no ha sido estudiado en la actualidad, se sabe que la enzima DPPIV se encuentra en una gran cantidad de tejidos y células entre ellas linfocitos y macrófagos (Baggio y Drucker, ob. cit.), mediadores de la respuesta inflamatoria y posiblemente, el efecto farmacológico de sitagliptina sobre esta enzima guarde relación con estos hallazgos de este estudio en pacientes con SOP.

CAPÍTULO VI

CONCLUSIONES

- En la presente investigación, se evidenció un descenso del índice HOMA con el uso de la combinación de metformina/ sitagliptina posiblemente por el efecto sobre la secreción de glucagón que facilitaría la acción de la insulina en las pacientes con Síndrome de Ovario Poliquístico (SOP). En este sentido es posible plantear a futuro basado en los resultados de este estudio, nuevos diseños de investigación en grupos poblacionales más grandes, que permitan demostrar o no de manera contundente cambios en la insulinorresistencia con el uso de drogas como la sitagliptina, que optimizan la actividad de las incretinas y por lo tanto la utilización periférica de la glucosa y actividad de la insulina, todo lo cual redundaría en el sustrato metabólico que se ha observado en pacientes con SOP.

- Los resultados esperados en el perfil lipídico con el uso de sensibilizadores de la insulina como metformina y el uso de sitagliptina en la optimización del efecto de las incretinas con la consecuente mejoría en la utilización periférica de la glucosa y cinética de la insulina, no fue observado en esta investigación, en particular con el uso de metformina; posiblemente por la dosis utilizada de esta última. Con respecto a sitagliptina, se hace necesario nuevos diseños de investigación que permitan el uso creciente de la dosis, que está establecida en 100 mg diarios como dosis terapéutica en el tratamiento de otras patologías que tienen como eje central la insulinorresistencia al igual que en el SOP y que en esta investigación fue de 50 mg diarios.

- Con respecto al ácido úrico, hubo un descenso en sus niveles aunque estadísticamente no significativo, en ambos grupos de tratamiento, lo cual

93

debe ser objeto de mayor investigación porque puede representar a futuro un beneficio en el tratamiento de las pacientes con SOP.

- Los niveles alcanzados de progesterona en esta investigación como indicadores de ovulación no fueron suficientes, sin embargo, hubo un ascenso del nivel de progesterona en el grupo que recibió la terapia combinada con metformina/sitagliptina. Este hecho sumado a cambios en la ciclicidad menstrual observado en algunas de las pacientes y recuperación de la fertilidad por embarazo, sugieren un efecto beneficioso de ambas drogas, en particular cuando se usó la combinación con sitagliptina la cual fue estadísticamente significativa en este grupo.

- Es necesario la realización de nuevas investigaciones que permitan la intervención del eje enteroinsular con uso de inhibidores de DPPIV como monoterapia para esclarecer los beneficios sobre la fisiopatología del SOP, considerando que esta investigación es la primera en el uso de esta clase terapéutica en un modelo de insulinorresistencia diferente a la Diabetes Mellitus tipo 2.

REFERENCIAS BIBLIOGRÁFICAS

Agarwal, N., Rice, S., Bolusani, H., Luzio, S., Dunseath, G, Ludgate, M., y Ress, A. (2010). Metformin reduces arterial stiffness and improves endothelial function in young women with polycystic ovary syndrome: a randomized, placebo-controlled, crossover trial. *JCEM*. 95(2):722–730.

Amber, C., Zeynep, T., Evren, O., Yusuf, B., Can, A. y Belma., T. (2014). Dipeptidyl peptidase -4 inhibitor sitagliptina protects vascular function in metabolic syndrome: possible role of epigenetic regulation. *Mol Biol Rep* 41 (8) : 4853 - 4863.

American Diabetes Association. (2012). Standards of Medical Care in Diabetes. *Diabetes Care*. 35 (supplement 1): S11- S62.

Amori, R., Lau, J., and Pittas, A. (2007). Efficacy and safety of incretin therapy in type 2 diabetes. Systematic review and metaanalysis. *JAMA*. 298:194-206.

Ampudia-Blasco, F. (2008). Terapias basadas en el efecto incretina para el tratamiento de la diabetes tipo 2: revisión sistemática. *Av Diabetol*. 24(3):191-192.

Arachaveleta R. (2006). El efecto fisiológico de las hormonas incretinas. *Adv Stud Med*. 7(6):581-585.

Arroyo, A., Laughlin, G., Morales A., y Yen, S. (1997). Inappropriate gonadotropin secretion in polycystic ovary syndrome: influence of adiposity. *JCEM*. 82:3728-|. *International Journal of Women's Health*. 3:25- 35.

Badawy, A., Shokeir, T., Allam, A., and Abdelhady, H. (2009). Pregnancy outcome after ovulation induction with aromatase inhibitors or clomiphene citrate in unexplained infertility. *Acta Obstet Gynecol Scand*. 88(2):187–191.

Baggio, L. Drucker, D. (2007). Biology of incretins: GLP- 1 and GLP. *Gastroenterology*. 132. 2131 – 2157.

Bajares, M., Pizzi, R. y Velásquez, E. (2007). Consenso Venezolano de Síndrome de Ovario Poliquístico. *Rev Venez Endocrinol Metab*. 5(3): 21-44.

Bayón, C., Barriga., M. y Litwak, L. (2010). Incretinas, Incretinomiméticos, Inhibidores de DPP IV – 1er parte Incretins, Incretinmimetics, Inhibitors. *Revista Argentina de Endocrinología y Metabolism.* 47(1):35-51.

Bayón, C., Barriga., M. y Litwak, L. (2010). Incretinas, Incretinomiméticos, Inhibidores de DPP IV – 2da parte Incretins, Incretinmimetics, Inhibitors (2nd part). *Revista Argentina de Endocrinología y Metabolismo.* 47(3):39-54.

Branch, W. y Higgins, S. (2010). Inercia clínica: la dificultad de superarla. *Rev Esp Cardiol* 63(12):1399-401.

Boulman, N., Levy,Y., Leiba, R., Shachar, S., Linn, R., Zinder, O. and Blumenfeld, Z. (2004). Increased C-Reactive Protein Levels in the Polycystic Ovary Syndrome: A Marker of Cardiovascular Disease. *JCEM.* 89(5):2160-2165.

Bratati, S., Suchismita, P., Rachita, N., Sanghamitra, P., Manaswini, M., Pratima, K. y Prakiash, Ch. (2010). Effect of metformin on hormonal and biochemical profile in PCOS before and after therapy. *Ind J Clin Biochem.* 25 (4): 367 – 370.

Brettenthaler, N., De Geyter, C., Huber, P., and Keller, U. (2004). Effect of the insulin sensitizer pioglitazone on insulin resistance, hyperandrogenism, and ovulatory dysfunction in women with polycystic ovary syndrome. *JCEM.* 89(8):3835–3840.

Buccini, G., Wolfthal,D. (2008). Valores de corte para índices de insulinorresistencia, insulinosensibilidad e insulinosecreción derivados de la fórmula HOMA y del programa HOMA2.Interpretación de los datos. *Revista Argentina de Endocrinología y Metabolismo.*Vol 45 (1): 3-21.

Builes, C., Diaz, I., Castañeda, J., y Perez, L. (2006). Caracterización clínica y bioquímica de la mujer con síndrome del ovario poliquístico. Clinical and biochemical characterízation of women having polycystic ovary síndrome. *Revista Colombiana de Obstetricia y Ginecología.* 57(1):36-44.

Burghen, G., Givens, J., y Kitabchi, A. (1980*).* Correlation of Hyperandrogenism with Hyperinsulinism in Polycystic Ovarian Disease. *JCEM.* 50:113 – 116.

Carvajal, R. Herrera, C., y Porcile, A. (2010). Espectro Fenotípico del síndrome de ovario poliquítico. *Rev Chil Obstet Ginecol.* 75(2):124 – 132.

Cayman, Co. (2011). C- Reactive Protein (human) EIA kit. *Ann Arbor.* USA.

Carvalheira,J., Zecchin, H., Saad, M.(2002). Vias de Sinalização da Insulina *Arq Bras Endocrinol Metab.* 4(4):419-425.

Chavarría, S. (2002). Definición y criterios de obesidad. *Nutrición Clínica*. 5(4): 236 – 40.

Checa, M., Espinos, J., y Matarros, R. (2007). *Síndrome del ovario poliquístico*. Editorial Panamericana.

Chen, B., Moore, A., Escobedo, L., Koletsky, M., Hou, D., Koletsky, R and Ernsberger, P. (2011). Sitagliptin lowers glucagon and improves glucose tolerance in prediabetic obese SHROB rats. *Experimental Biology and Medicine*; 236: 309 – 314.

Código de Deontología Médica de Venezuela. (2003). Disponible: www.saber.ula.ve (Consulta: 2012, Enero 02).

Código de Nuremberg (1947). Disponible: www.bioeticanet.info/codigodenurember. (Consulta: 2012, Enero 02).

Consejo de Organizaciones Internacionales de las Ciencias Médicas (CIOMS) Organización Mundial de la Salud (OMS). (2002). *Pautas éticas internacionales para la investigación biomédica en seres humano.* Ginebra- Suiza.

Constitución de la República Bolivariana de Venezuela. (1999). Disponible: www.tsj.gov.ve. (Consulta: 2012, Enero, 02).

Creanga A., Bradley H., McCormick C., and Witkop C. (2008). Use of metformin in polycystic ovary syndrome: a meta-analysis. *Obstet Gynecol.* 111:959–968.

Deacon, C. (2011). Dipeptidyl peptidase -4 inhibitors in the treatment of type 2 diabetes: a comparative review. *Diabetes, Obesity and Metabolism.* 13: 7 -18

Declaración de Helsinky. (1964). Disponible: www.inb.unam.mx. (Consulta: 2012, Enero 02).

De Leo, V., La Marca, A., and Petraglia, F. (2003). Insulin-Lowering Agents in the Management of Polycystic Ovary Syndrome. *Endocr. Rev.* 24:633-667.

DGR, International. (2005). *DRG® Insulin ELISA (EIA-2935).* USA.

DGR, International. (2009). *DRG® Free Testosterone ELISA(EIA-2924).* USA

DGR, International. (2007). *DRG® Progesterone ELISA (EIA-1561).* USA

Dhindsa, G., Bhatia, R., Dhindsa, M., and Bhatia, V. (2004). Insulin resistance, insuli sensitization and inflammation in polycystic ovarian syndrome. J Postgrad Med 50 (2): 140 -144.

97

Ding, X., Saxena, N., Lin, S., Gupta, N., Gupta, N., and Anania, F. (2006). Exendin-4, a glucagon-like protein-1 (GLP-1) receptor agonist, reverses hepatic steatosis in ob/ob mice. *Hepatology*. 43:173–181.

Dunaif, A. (1997). Insulin resistance and the polycystic ovary syndrome: mechanism and implications for pathogenesis. *Endocr. Rev.* 18:774 -800.

Dunaif, A., Graf, M., Mandeli, J., Laumas, V., and Dobrjansky, A. (1987). Characterization of groups of hyperandrogenic women with acanthosis nigricans, impaired glucose tolerance, and/or hyperinsulinemia. *JCEM*. 65:499-507.

Dunaif, A., Segal, K., Shelley, D., Green, G., Dobrjansky, A. and Licholai, T. (1992). Evidence for distinctive and intrinsic defect in insulin action in polycystic ovary syndrome. *Diabetes*. 41:1257-1266.

Dunaif, A., Xia, J., Book, C., Schenker, E., and Tang, Z. (1995). Excessive insulin receptor serine phosphorylation in cultured fibroblasts and in skeletal muscle: a potential mechanism for insulin resistance in the polycystic ovary syndrome. *J Clin Invest*. 96:801 -810.

Erhmann, D., Cavachan, M., Imperial, J., Sturis, J., Rosenfield, R. and Polonsky, H. (1997). Effectos of metformin on insulin secretion, insulin action and ovarian sterodogensis in women with polycystic ovary syndrome. *JCEM*. 82 (2):524 - 530.

Ehrmann, D., Liljenquist, D., Kasza, K., Azziz, R., Legro, R., and Ghazzi, M. (2006). Prevalence and predictors of the metabolic syndrome in women with polycystic ovary syndrome. *JCEM*. 91(1):48–53.

Ehrmann, D., Sturis, J., Byrne, M., Karrison, T., Rosenfield, R., and Polonksy, K. (1995). Insulin secretory defects in polycystic ovary syndrome. Relationship to insulin sensitivity and family history of non-insulin-dependent diabetes mellitus. *J Clin Invest*. 96:520–527.

Elkind-Hirsch, K, Marrioneaux, O., Bhushan, M., Vernor, D.,and Bhushan, R. (2008). Comparison of Single and Combined Treatment with Exenatide and Metformin on Menstrual Cyclicity in Overweight Women with Polycystic Ovary Syndrome. *JCEM*. 93(7):2670–2678.

Escobar-Morreale, H., Luque-Ramírez M., and San Millán, J. (2005). The molecular genetic basis of functional hyperandrogenism and the polycystic ovary syndrome. *Endocrine Reviews*. 26(2):251–282.

Euskadi (2012). Comité de evaluación de nuevos medicamentos. Disponible: www.osakiretza/euskadi.net (Consulta: 2012, Enero 02).

Fernández- Lando, L., y Casellini, C. (2009). Ensayos clínicos de exenatida y su rol en el tratamiento de la diabetes tipo 2. *Medicina (Buenos Aires).*69: 447-457.

Fernández- Morales, D., y Sagot- Verdesia, F. (2007). Uso de la metformina en pacientes con el síndrome del ovario poliquístico. *Acta Médica Costarricense.* 49(3):140 -146.

Floréz, J., Armijo, J. y Mediavilla, A. (2008) Farmacología Humana. Quinta edición. Editorial Elservier Masson.

Fujiwara, H., Maeda, M., Imai K., Fukuoka, M., Yasuda, K., Takakura, K. and Mori, T. (1992). Human luteal cells express dipeptidyl peptidase IV on the cell surface. *JCEM.* 75:1352–1357.

Garber, A., Donovan, D., Dandona, P., Bruce, S. and Park, J. (2003). Efficacy of Glyburide/Metformin Tablets Compared with Initial Monotherapy in Type 2 Diabetes. *JCEM.* 88(8):3598–3604

Gedulin, B., Nikoulina, S., Smith, P., Gedulin, G., Nielsen, L., Baron, A., Parkes, D., et al. (2005*).* Exenatide (exendin-4) improves insulin sensitivity and_-cell mass in insulin-resistant obese fa/fa zucker rats independent of glycemia and body weight. *Endocrinology.* 146(4):2069–2076.

González, F., Rote, N. Minium, J., and Kirwan, J. (2009). Evidence of proatherogenic inflammation in polycystic ovary syndrome. *Metabolism Clinical and Experimental.* 58:954–962.

González, F., Rote, N., Minium, J., and Kirwan, J. (2006). In vitro evidence that hyperglycemia stimulates tumor necrosis factor-_ release in obese women with polycystic ovary syndrome. *Journal of Endocrinology.* 188:521–529.

González, F., Thusu, K., Rahman, E., Tomani, M. and Dandona, P. (1999). Elevated serum levels of tumor necrosis factor _ in normal-weight women with polycystic ovary syndrome. *Metabolism.* 48:437–441.

Harborne, L., Fleming, R., Lyall, H. Sattar, N. and Norman, J. (2003). Metformin or Antiandrogen in the Treatment of Hirsutism in Polycystic Ovary Syndrome. *JCEM.* 88(9):4116–4123.

Hoeger, K., Davidson, K., Kochman, L., Cherry T., Kopin, L. and Guzick, D. (2008). The impact of metformin, oral contraceptives, and lifestyle modification on polycystic ovary syndrome in obese adolescent women in two randomized, placebo-controlled clinical trials. *JCEM.* 93:4299-4306.

Homburg R. (2005). Clomiphene citrate – end of an era? A mini-review. *Hum Reprod.* 20(8):2043–2051.

Jayagopal, V., Kilpatrick, E., Holding, S., Jennings, E., and Atkin, S. (2005). Orlistat is as beneficial as metformin in the treatment of polycystic ovarian syndrome. *JCEM*. 90(2):729–733.

Kashyap, S., Wells, G., and Rosenwaks, Z. (2004). Insulin-sensitizing agents as primary therapy for patients with polycystic ovarian syndrome. *Hum Reprod.* 19:2474–2483.

Kauffman, R., Baker, T., Baker, V., Di Marino, P. and Castracane, D. (2008). Endocrine and metabolic differences among phenotypic expressions of polycystic ovary síndrome according to the 2003 Rotterdam Consensus criteria. *Am J of Obstet Gynecol.* 198: 670.e1-670e10.

Kelly C., Lyall, H., Petrie, J., Gould G., Mc Connell, J. and Sattar, N. (2002). Low grade chronic inflammation in women with polycystic ovarian syndrome. *JCEM.* 86(6):2453-2455.

Kinkhabwala, S., and Futterweit, W. (2006). Nonalcoholic fatty liver disease in lean, overweight, and obese women with polycystic ovary syndrome. Poster presentation at the 3rd Annual Meeting of the Androgen Excess Society, San Diego, CA, p 13 (Poster 9).Fertil Steril. 86(5) 1318-20.

Kirpichnifov, D., McFarlane, S., Sowers, J. (2002). Metformin: An Update. *Ann Intern Med* 137: 25–33.

Ley de Ejercicio de la Medicina de Venezuela. (1982). Gaceta oficial N ° 3002.

Legro, R., Chiu,P., Kunselman, A., Bentley, C., Dodson, W. y Dunaif, A. (2005)Polycystic ovaries are common in women with hyperandrogenic chronic anovulation but do not predict metabolic or reproductive phenotype.*J Clin Endocrinol Metab.* 90(5):2571–2579.

Legro, R., Zaino, R., Laurence, D., Kunselman, A., Gnatuk, C., Williams, N. y Dodson W. (2007). The effects of metformin and rosiglitazone, alone and in combination, on the ovary and endometrium in polycystic ovary syndrome.*Am J Obstet Gynecol* 196:(402) 1-11.

Lolas, F. (2002) Pautas éticas internacionales para la investigación biomédica en seres humanos. *Pautas CIOMS.* Disponible: http://www.bioetica.ops-oms.org. (Consulta: 2012. Enero,02).

Lord, J., Flight, I., and Norman R. (2003). Metformin in polycystic ovary syndrome: systematic review and meta-analysis. *BMJ.* 327:951–953.

Luque – Ramírez, M. (2008). Síndrome del ovario poliquístico y factores de riesgo cardiovascular asociados. Modificación de los mismos tras el tratamiento con un sensibilizador de insulina, la metformina, o una combinación de etinilestradiol más acetato de ciproterona (Diane35 Diario) e influencia de la presencia de obesidad. Departamento de Medicina. Universidad de Alcalá. Madrid. España. Disponible: http:// www.dspace.uah.es/dspace (consulta: 2011, Enero 10).

Luque – Ramírez, M., Alvarez – Blasco, F., Urriol, M. y Escobar - Morreales, H. (2008). Serum uric acid concentration as non-classic cardiovascular risk factor in women with polycystic ovary syndrome: effect of treatment with ethinyl-estradiol plus cyproterone acetate versus metformin. *Human Reproduction* 23, (7): 1594–1601, 2008.

Makedos, A., Goulis, D., Arvanitidou, M., Mintziori, G., Papanikolaou, A., akedou, A., Panidis, D. (2011). Increased serum C-reactive protein levels in normal weight women with polycystic ovary syndrome. *Hippokratia* 15, 4: 323-326.

Marx, T. y Mehta, A. (2003). Polycystic ovary syndrome: Pathogenesis and treatment over the short and long term. *Cleveland Clinic Journal of Medicine.* 70(1).

Meyer, C., McGrath, B., y Teede, H. (2005). Overweight women with polycystic ovary syndrome have evidence of subclinical cardiovascular disease. *JCEM.* 90:5711- 5716.

Medvei, V. (1982). A history of endocrinology. *Lancaster: MTP Press*:237.

Merino, P., Schulin –Zeuthen, C., y Codner, E. (2009). Diagnóstico del Síndrome de Ovario Poliquístico: nuevos fenotipos, nuevas incógnitas. *Rev Med Chile* (137): 1071 – 1080.

Miki,T., Minami, K., Shinozaki, H., Matsumura, K., Saraya, A., Ikeda, H., Yamada, Y., et al. (2005). Distinct effects of glucose-dependen insulinotropic polipéptido and glucagon-like peptide-1 on insulina secreción and gut motility, *Diabetes.* 54: 1056-1063.

Mira, A. (2005). Síndrome de Ovario poliquístico. Teorías de su fisiopatología. *Bioquímica y patología clínica.* 69(02):12-23.

Morales, P. (2011). Tamaño necesario dela muestra ¿Cuántos sujetos necesitamos? Estadística aplicada a las ciencias sociales. Disponible: http://www.upcomillas.es/personal/peter/investigacion/Tama%F1oMuestra.pdf. (Consulta: 2012, Julio, 02).

Morin-Papunen, L., Rautio, K., Ruokonen, A., Hedberg, P., Pukka, M., and Tapanainen. J. (2003). Metformin reduces serum c-reactive protein levels in women with polycystic ovary syndrome. *JCEM.* 88(10):4649–4654.

Mujica, M., Cabré, S., Zeman, P., y Lira, N. (2011). Manual para la Elaboración y Presentación del Trabajo Especial de Grado, Trabajo de Grado y Tesis Doctoral del Decanato de Ciencias de la Salud. Editor Universidad Centroccidental "Lisandro Alvarado. Gaceta Universitaria Nº 126.

Nelson, S. y Fleming, R. (2007). Obesity and reproduction: impact and interventions. *Curr Opin Obstet Gynecol.* 19:384–389.

Neuman, M., Salazar, A., y Rodríguez, S. (2008). Síndrome de ovario poliquístico. Tratamiento con metformin. *Rev Obstet Ginecol Venez.* 68(4):254-262.

Nogales, P., y Arrieta, F. (2010). Incretinas: nueva opción terapéutica para la diabetes mellitus tipo 2. Disponible: www. jano.es. (consultado 2010, Enero 02).

O´Meara, N., Blackman, J., Ehrmann, D., Barnes, R., Jaspan, J., Rosenfield, R. and Polonsky, K (1993). Defects in beta-cell function in functional ovarian hyperandrogenism. *JCEM.* 76(5):1241–1247.

Oizedrovich, S., Labovsky, M., y Giurgiovich, A. (2006). Etiopatogenia del sindrome de ovario poliquístico. *Revista Argentina de endocrinología ginecológica y reproductiva.* 13(2):3- 15.

Orbetzova, M., Pehlivanov, B., Mitkov, M., Atanassova. I., Kamenov, Z., Kolarov, G., Genchev, G. (2011) Effect of short-term standard therapeutic regimens on neuropeptide Y and adipose tissue hormones in overweight insulin-resistant women with polycystic ovary syndrome. *Folia Med (Plovdiv).*53(3):15-24.

Palomba, S., Falbo, A., and Zullo, F. (2009). Evidence-Based and Potential Benefits of Metformin in the Polycystic Ovary Syndrome: A Comprehensive Review. *Endocrine Reviews.* 30(1):1–50.

Pascual, J., De Pablo, I., Gálvez, M., y Hernández, D. (2005). El ensayo clínico (I): conceptos generales. *Nefrologia.* (25)5:493 -499.

Pérez, M. (2009). Genética del síndrome de poliquistosis ovárica. *Revista Argentina de Endocrinología Ginecológica y Reproductiva.* 16 (1):26 – 33.

Pontikis, Ch., Yavropoulou, M., Toulis, K., Kotsa, K., Kazakos, K., Papazisi, A., Gotzamani-Psarakou, A. y Yovos, J. (2011). The Incretin Effect and Secretion in Obese and Lean Womenwith Polycystic Ovary Syndrome: A Pilot Study. *Journal of Women's Health.* 20 (6): 971- 976.

Rebar, R., Judd, H., Yen, S. Vandenberg, G., Naftolin, F. (1976). Characterization of the inappropiate gonadotropin secretion in polycystic ovary syndrome. J Clin Invest. 57:1320 – 1329.

Rodríguez, C., Gavilan, S., Goitia, V., Luzuriaga, J., Costa, M. y A. Jorge. (2003). ¿Cintura, cadera o índice cintura- cadera en la valoración de riesgo cardiovascular y metabólico en pacientes internados?. Resumen M- 057. Universidad Nacional del Nordeste. Comunicaciones científicas y tecnológicas. Disponible: http://www.unne.edu.ar. (Consulta: 2011, Diciembre 22).

Rotterdam ESHRE/ASRM – Sponsored PCOS Consencus Workshop Group (2004). Revised 2003 consensus on diagnostic criteria and long- term health risks related to polycystic ovary syndrome. Fertil Steril. (81)19-25.

Rumack, C., Wilson, S., y Charboneau, J. (2001). Diagnóstico por Ecografía. (1ª reimpresión). Editoral Marban Libros.

Sathyapalan, T., Kilpatrick, E., Coady, A., and Atkin, S. (2009). The effect of atorvastatin in patients with polycystic ovary syndrome: a randomized double-blind placebo-controlled study. JCEM. 94(1):103–10.

Schwimmer, J., Khorram, O., Chiu, V., and Schwimmer. W. (2005). Abnormal aminotransferase activity in women with polycystic ovary syndrome. Fertil Steril. 83:494 -497.

Seliger, E., Blumenauer, V., Heins, J., Neubert, K., Kaltwasser, P., Schöneich, C. y Bergleiter R. (1988). Detection of dipeptidyl peptidase IV in follicular fluid-nitial report. Zentralbl Gynakol.110 (20):1312-4

Sepilian, V. and Nagamani, M. (2005). Effects of Rosiglitazone in Obese Women with Polycystic Ovary Syndrome and Severe Insulin Resistance. JCEM. 90:60-65.

Sharma, A., y Atiomo, W. (2003). Avances recientes en el síndrome de ovario poliquístico. Current Obstetrics &Gynaecology. 13:281-286.

Shubrook, J., Colucci, R., Guo, A., Schwartz, F. (2011) Saxagliptin: A selective DPP-4 inhibitor for the treatment of type 2 diabetes mellitus. Endocrinology and Diabetes. 4:1-12.

Sir-Petermann, T., Maliquelo, M., Pérez-Bravo, F., Angel, B., Carvajal, F., Del Solar, M., y Benítez, R. (2001). Síndrome de ovario poliquístico: la importancia de establecer su diagnóstico. Rev. Med. Chile. 129 (7): 805-12

Smith, KD., Steinberger, E. and Perloff, WH. (1965). Polycystic ovarían disease (PCO). A report of 301 cases. Am J Obstet Gyneco. 93: 994-1001.

Spritzer, P., Lisboa, K., Mattiello, S., and Lhullier, F. (2000). Spironolactone as a single agent for long-term therapy of hirsute patients. *Clin Endocrinol Oxf.* 52(5):587–594.

Stein, I. y Leventhal, M. (1935). Amenorrhea associated with bilateral polycystic ovaries. *Am J Obstet Gynecol.* 29: 181 – 191.

Stepenka, V., Asdrubal, S., Sindas, M. (2008). Short term beneficial effects of sitagliptina treatment in subjects with prediabetes in Maracaibo Venezuela. Poster presentado en el 29° World Congress of Internal Medicine. Buenos Aires. Argentina. 15 al 20 de septiembre. Publicado en actas.

Stith, B., Woronoff, K., Wiernsperger, N. (1998) Stimulation of the intracellular portion of the human insulin receptor by the antidiabetic drug metformin. *Biochem Pharmacol* 55:533–536.

Strauss, J. y Dunaif, A. (1999). Molecular mysteries of polycystic ovary syndrome. *Molecular Endocrinology.* 13 (6): 800-805.

Svendsen, P., Nilas, L., Madsbad, S., and Holst, JJ. (2009). Incretin hormone secretion in women with SOP roles of obesity, insulin sensitivy and treatment with metformin. *Metabolism.* 58(5):586-93.

Szayna, M., Doyle, M., Betkey, J., Holloway, H., Spencer, R., Greig, N. and Egan, J. (2000). Exendin-4 decelerates food intake, weight gain, and fat deposition in zucker rats. *Endocrinology.* 141:1936-1941.

Szmitko, P., Leiter, L., and Verma, S. (2010). The incretin system and cardiometabolic disease. *Can J Cardiol.* 26(2):87 – 95.

Talbott, E., Guzick, D., Sutton-Tyrrell, K., McHugh-Pemu, K., Zborowski, J., Remsberg, K., y Kuller, L. (2000) Evidence for as association between polycystic ovary and premature carotid atherosclerosis in middle-aged women. *Arterioscler Thromb Vasc Biol* 20:2414–2421.

Tarkun, I., Arslan, B., Cantürk, Z., Türemen, E., Sahin, T., y Duman C. (2004) Endothelian dysfuntion in young women with polycystic ovary syndrome: Relationship with insulin resistance and low – grade chronic inflammation. *JCEM.* 89 (11) : 5592 – 4496.

Thermo, S. (1996). *Human IL-1B Elisa Kit.* EH2IL1β. EH2IL1β2. EH2IL1β5. USA

Thermo, S. (2009). *Human IL-6 Elisa Kit.* EHIL6.EHIL62.EHIL65. USA.

Thermo, S. (2012). *Human TNF α Elisa Kit*. EH3TNFA. EH3TNFA2. EH3TNFA5. USA.

Triviño, V., y Sanhueza, O. (2005). *Paradigmas de investigación en enfermería*. *Cienc. y enferm*. (1):17-24.

Valkenburg, O., Steegers – Theunissen, P., Smedts, H., Dallinga – Thie, G., Fauser, B., Werterveld, E. and Lave, J. (2008). A more atherogenic serum lipoprteina profile is present in women with polycystic ovary syndrome: a case – control study. *JCEM*. 93(2):470 – 476.

Varalakshmi, D., Namburi, R., Suchitra, M., Alok, S., Srinivasa, R. Venkata, L. y Aparna, R.(2014) Oxidative stress in non-obese women with Polycystic ovarian syndrome. *Journal of Clinical and Diagnostic Research*. 8(7): CC01-CC03.

Vargas- Carrillo, M., Sanchez – Buenfil, G., Herrera – Polanco, J., y Vargas – Ancona, L. (2003). Síndrome de ovarios poliquísticos: abordaje diagnóstico y terapéutico. *Rev Biomed*.14:191- 203.

Velásquez, E. (2002). Complicaciones crónicas del síndrome de ovarios poliquísticos. Revisión. *Invest. Clín*. 43 (3): 205-213.

Velázquez, E., Bellabarba, G., Mendoza, S., and Sánchez, L. (2000). Postprandial triglyceride reponse in patients with polycystic ovary syndrome: Relationship with waist to hip ratio and insulin. *Fertil Steril*.74:1159-1163.

Velázquez, E., Mendoza, S., Hamer, T., Sosa, F., and Glueck, C. (1994). Metformin Therapy in Polycystic Ovary Syndrome Reduces Hyperinsulinemia, Insulin Resistance, Hyperandrogenemia, and Systolic Blood Pressure, While Facilitating Normal Menses and Pregnancy. *Metabolism*. 43(5):647- 654.

Venkatesan, A., Dunaif, A. and Corbould, A. (2001). Insulin Resistance in Polycystic Ovary Syndrome: Progress and Paradoxes. *Recent Progress in Hormone Research*. 56.295-308.

Vrbikova, J., Hill, M., Bendlova, B., Grimmichova, T., Dvorokova, K., Vondra, K., and Pacini, V. (2007). Incretin levels in polycystic ovary syndrome. *European Journal of Endocrinology*. 159:121-127.

Welt, C., Gudmundsson, J., Arason. G., Adams, J., Palsdottir. H., Gudlaugsdottir, G,. and Ingadottir, G. (2006). Characterizing discrete subsets of polycystic ovary síndrome asdefined by the Rotterdam Criteria: the impact of weight on phenotype and metabolic features. *JCEM*. 91(12):4842-4848.

Wiener Lab. (2000). *Colestat enzimático. Método enzimático para la determinación de colesterol en suero o plasma.* Rosario. Argentina.

Wiener Lab. (2000). *HDL colesterol. Reactivo precipitante para la separación de lipoproteínas de alta densidad (HDL) en suero o plasma.* Rosario. Argentina.

Wiener Lab. (2000). *Glicemia enzimática AA. Línea liquida. Para la determinación de glucosa en suero, plasma, orina o líquido cefalorraquídeo.* Rosario. Argentina.

Wiener Lab. (2000). *Método UV optimizado (IFCC) para la determinación de alanino aminotransferasa (GPT/AST) en suero o plasma.* Rosario. Argentina.

Wiener Lab. (2000). *Método UV optimizado (IFCC) para la determinación de aspartato aminotransferasa (GOT/AST) en suero o plasma.* Rosario. Argentina.

Wiener Lab. (2000). *TG color GOP/PAP AA. Método enzimático para la determinación de triglicéridos en suero o plasma.* Rosario. Argentina.

Wiener Lab, (2000). *Uricostat enzimático AA. Línea liquida. Para la determinación de ácido úrico en suero, plasma u orina.* Rosario. Argentina.
Disponible: www.lookfordiagnosis.com (consultado:2012, Enero, 04)

Yang, Y., Qiao, J., Li, R., and Li, M. (2011). Is interleukin-18 associated with polycystic ovary syndrome?. *Reproductive Biology and Endocrinology.* 9:7- 12.

Yang, Y., Qiao, J., and Li, M. (2012). Correlation between interleukin-1 and the obesity of polycystic ovary syndrome. *Zhonghua Fu Chan Ke Za Zhi.* Jan; 47(1):9-13.

Xu, X., Du, C., Zheng, Q., Peng, L. and Sun Y (2014) Effect of metformin on serum interleukin-6 levels in polycystic ovary syndrome: a systematic review. BMC Women's Health,. 14:(93) 1-7

Yen, S., Jaffe, R., y Barbieri, R. (1999). *Endocrinología de la reproducción.* Editorial Panamericana. Philadelhia. EEUU pp. 465- 507.

Ziaee, A., Oveisi, S., Abedini, A., Hashemipour, S., Karimzadeh, T. y Ghorbani, A. (2012). Effect of metformin and pioglitazone treatment on cardiovascular risk profile in polycystic ovary syndrome. *Indones J Intern Med.* 44 (1): 16 -22.

ANEXOS

ANEXO A

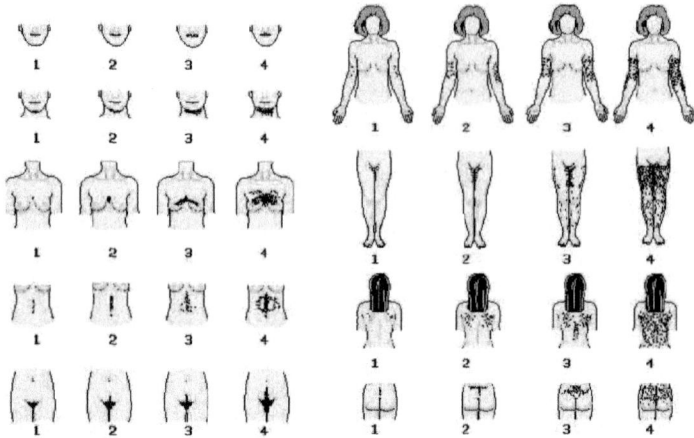

Escala de *Ferriman Gallwey* modificada

Luque- Ramírez, 2008

REPÚBLICA BOLIVARIANA DE VENEZUELA
UNIVERSIDAD CENTROCCIDENTAL "LISANDRO ALVARADO"
DECANATO DE CIENCIAS DE LA SALUD
"Dr. PABLO ACOSTA ORTIZ"

CONSENTIMIENTO INFORMADO

En el Decanato de Ciencias de la Salud "Dr. Pablo Acosta Ortiz" de la Universidad Centrooccidental Lisandro Alvarado" se realizará el proyecto titulado: EFECTOS DE METFORMINA Y SITAGLIPTINA EN VARIABLES METABOLICAS – ENDOCRINAS Y MARCADORES DE RESPUESTA INFLAMATORIA EN PACIENTES CON SINDROME DE OVARIO POLIQUISTICO

INFORMACIÓN AL PARTICIPANTE EN EL ESTUDIO:

A las pacientes seleccionadas, mayores de edad serán informadas sobre diferentes aspectos relacionados al proyecto.

Primero, Usted debe saber que este es un proyecto que cuenta con el respaldo institucional del Decanato de Ciencias de la Salud "Dr. Pablo Acosta Ortiz", bajo la responsabilidad de Isabel Meza de Rodríguez Médico Internista docente del Departamento de Medicina, cursante del Doctorado en Ciencias Biomédicas.

Segundo, Queremos expresarle que la participación de usted en este estudio no es obligatoria, es una decisión propia. Puede tomarse su tiempo a fin de decidir sin presión de ningún tipo. Lea detenidamente la información que se le suministra, o si prefiere solicite a su médico que le sea leída en voz alta, siéntase en libertad de preguntar al médico encargado del estudio cualquier duda que pueda tener.

El objetivo del estudio es:

EVALUAR LOS EFECTOS DE METFORMINA Y SITAGLIPTINA EN VARIABLES ENDOCRINO- METABÓLICAS Y MARCADORES DE

RESPUESTA INFLAMATORIA DE PACIENTES CON SÍNDROME DE OVARIO POLIQUÍSTICO.

Se espera que con este trabajo investigativo buscar nuevas alternativas en el tratamiento de los estados de insulinorresistencia como por ejemplo, el síndrome de ovario poliquístico que redunde en beneficios a corto y largo plazo sobres las y las complicaciones metabólicas de esta patología.

Tercero, una vez firmado el consentimiento por usted, deberán seguir las indicaciones del médico, tales como, mantener el brazo extendido inmóvil durante la toma de la muestra de sangre venosa, que será de 8 ml aproximadamente, la cual se depositará en un tubo sin anticoagulantes, seguidamente se colocara cura compresiva en la zona de toma de muestra, y se le indicará mantener flexionado el brazo por 15 min., se le dará a tomar la cantidad de 75 gr de glucosa anhidra, que deber ser ingerida a la brevedad posible(un solo trago) y mantenerse en reposo durante dos horas para la toma de la segunda muestra de sangre venosa de 8 ml, esta muestra será utilizada con fines diagnósticos para la entidad patológica síndrome de ovarios poliquístico y la determinación de marcadores inflamatorios como interleuquina 6(IL-6), proteína C reactiva de lata sensibilidad, factor de necrosis tumoral alfa (FNT−α) ,así como perfil lipídico (colesterol total, triglicéridos, HDL- colesterol, LDL- colesterol), glicemia e insulina en ayunas y postcarga de 75 gramos de glucosa anhidra para la determinación de HOMA-IR, utilizando diferentes métodos diagnósticos de alta precisión. Así mismo, se le realizará un ecosonograma transvaginal o pélvico (paciente virgen) para evaluar la presencia de hígado graso y la morfología ovárica respectivamente.

Cuarto, a las voluntarias que acepten donar una muestra de sangre para este proyecto se les explicará, que recibirán los resultados los cuales se les harán llegar a sus manos.

Quinto, se le informará a la paciente, que luego de obtenido la muestra de sangre de cada uno de ellos pudieran presentarse inmediatamente o en las horas siguientes: mareos, nauseas, cambios de coloración de la piel, pérdida de sangre en el área de

110

toma de muestra, hematomas, ante cualquier de las situación descritas u otras, deberá comunicarse a la mayor brevedad con el equipo de investigadores, quienes le orientarán y garantizarán atención oportuna a las situaciones adversas inherentes a la toma de la muestra, bien sea por medios del equipo o a través del Sistema Nacional Público de Salud.

Sexto, en cuanto a los derechos de privacidad relacionados a la identidad de la paciente; queda expresamente entendido que la privacidad del voluntario está totalmente garantizado en cualquiera de las siguientes circunstancias:

1. Al transcribir la información desde los instrumentos de recolección, a los programas de almacenaje y análisis de datos, ya que se identificaran con código numérico.

2. Cuando los sueros estén siendo procesados en el laboratorio de la institución responsable del proyecto, se mantendrán bajo su código numérico.

3. Cuando se realicen avances de la investigación al Programa de Doctorado en Ciencias Biomédicas del Decanato de Ciencias de la Salud "Dr. Pablo Acosta Ortiz" de la Universidad Centrooccidental "Lisandro Alvarado", así como al publicar resultados en revistas científicas de divulgación nacional o internacional para beneficio de la sociedad, los datos personales serán omitidos y los resultados serán presentados en tablas o gráficos.

CONSENTIMIENTO VÁLIDO:

YO, _____ C.I:

_____ NACIONALIDAD ____ _____, mayor de edad, en pleno uso de mis facultades mentales y libres de coacciones y violencia alguna, en completo conocimiento de la naturaleza de la investigación, declaro:

1. He sido informada de forma objetiva, clara y sencilla por parte del médico que realiza el estudio, que todos los aspectos relacionados con el proyecto de investigación tituladoEFECTOS DE METFORMINA Y SITAGLIPTINA EN VARIABLES METABOLICAS – ENDOCRINAS Y MARCADORES DE RESPUESTA INFLAMATORIA EN PACIENTES CON SINDROME DE OVARIO POLIQUISTICO

111

2. Tengo conocimiento claro de que el objetivo principal del trabajo, es EVALUAR LOS EFECTOS DE METFORMINA Y SITAGLIPTINA EN VARIABLES ENDOCRINO- METABÓLICAS Y MARCADORES DE RESPUESTA INFLAMATORIA DE PACIENTES CON SÍNDROME DE OVARIO POLIQUÍSTICO.

3. He sido informada de que mi participación en el proyecto consiste en contestar verbalmente las preguntas que me realice el entrevistador, la toma de una muestra de sangre a mí, así como estudios ecosonográficos solicitados.

4. La muestra de sangre que me será tomada por el investigador, será usada para la determinación de marcadores inflamatorios como interleuquina 6(IL-6), factor de necrosis tumoral alfa (FNT-α), proteína C reactiva de lata sensibilidad (PCRhs), así como perfil lipídico (colesterol total, triglicéridos, HDL- colesterol, LDL- colesterol), glicemia e insulina en ayunas y postcarga de 75 gramos de glucosa anhidra para la determinación de HOMA-IR.

5. Se me realizara un ecosonograma pélvico o transvaginal.

6. Se me ha garantizado la confidencialidad relacionada a mi identidad, además que la información relativa a mi persona generada de las pruebas realizadas por este proyecto, me serán entregadas para los fines pertinentes en materia de salud.

7. Estoy de acuerdo que las muestras permanezcan almacenadas en congeladores a bajas temperaturas, para ser evaluadas por otras metodologías de ser necesario, con fines de investigación y que la información generada de los análisis sea usada para fines académicos.

8. Mi participación en este estudio, implica riesgos mínimos como mareos, nauseas, sangrado por área de venopunción, hematomas para mí

9. Cualquier pregunta que tenga en relación a este estudio me será respondida por cualquiera de los miembros del equipo responsable del mismo.

10. Bajo ningún concepto se me ha ofrecido ni pretendo recibir algún beneficio económico por mi participación en el estudio, como tampoco me significará gasto alguno.

DESCRIPCION DEL PROCESO:

Usted será sometida a un examen físico completo, y estudio ecográfico de abdomen y pelvis o transvaginal . Se tomará muestra de sangre por punción venosa. Dicho procedimientos no le ocasionará ningún costo y las molestias presentadas será sensación de dolor transitorio mientras se introduce la aguja y se toma la muestra.

BENEFICIOS:

Con la participación de usted en esta investigación de, podrán beneficiarse de esta observación médica. Esto beneficios incluyen la posibilidad de que este estudio ayude a desarrollar un mejor conocimiento sobre los mecanismos involucrado en el desarrollo y el tratamiento del síndrome de ovario poliquístico

A QUIEN CONTACTAR:

Si usted tiene alguna pregunta puede hacerla ahora e incluso después de que haya comenzado el estudio. Si usted desea hacer preguntas más tarde puede contactar a la investigadora Dra. Isabel Meza de Rodríguez 0414 518 7083 – 0416 6565083 en horario de oficina.

Esta propuesta ha sido evaluada y aprobada por la Comisión de Bioética y la Comisión de Postgrado del Decanato de Ciencias de la Salud, de la Universidad Centro Occidental Lisandro Alvarado.

DECLARACIÓN DEL VOLUNTARIO PARTICIP ANTE:

Una vez leído, comprendido y recibido respuestas a mis preguntas respecto a este consentimiento informado y por cuanto mi participación en este estudio es completamente voluntaria, acuerdo:

1. Aceptar las condiciones estipuladas en el mismo, y autorizar al investigador la realización del estudio con los fines anteriormente descritos.

2. Reservarme el derecho de revocar esta autorización, así como mi participación en el proyecto en cualquier momento que lo decida.

Firma del Voluntario (a)   Firma del investigador:

Nombre y Apellido: Nombre y Apellido:

CI: CI:

Firma Testigo: Firma Testigo:

Nombre y Apellido: Nombre y Apellido:

CI: CI:

Lugar y fecha: _____

DECLARACIÓN DEL INVESTIGADOR:

Luego de haber explicado detalladamente a la voluntaria la naturaleza del estudio mencionado, certifico mediante la presente que, a mi saber, la persona que firma este consentimiento informado, comprende la naturaleza, requerimientos, riesgos, beneficios de la participación en este estudio, no existe ningún problema de índole médica, de idioma o de instrucción que hayan impedido a la persona tener una clara comprensión del compromiso de este estudio.

Investigador que realizó la entrevista:

_____

Lugar y fecha:

_____

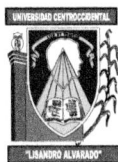

UNIVERSIDAD CENTROCCIDENTAL "LISANDRO ALVARADO"

DECANATO DE CIENCIAS DE LA SALUD

DEPARTAMENTO DE CIENCIAS FUNCIONALES

DOCTORADO EN CIENCIAS BIOMÉDICAS

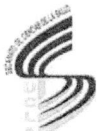

SUBCOMISIÓN DE BIOÉTICA DEL DEPARTAMENTO DE CIENCIAS FUNCIONALES

TÍTULO DEL PROYECTO:

Efectos de Metformina sola o combinada con Sitagliptina en Variables Endocrino-Metabólicas y Marcadores de Respuesta Inflamatorias en Pacientes con Síndrome de Ovario Poliquístico

AUTOR: Isabel Meza Zerpa

TUTOR: Dr. Carlos Ernesto Medina Santander

CO-TUTOR (Co-autores):_____

Este proyecto fue revisado por la Subcomisión de Bioética del Departamento de Ciencias Funcionales en cuanto a: (marque con una "X" lo que corresponda)

Consentimiento informado escrito (X)

Requisitos legales y bioéticos de la investigación en seres humanos (X)

Consideramos que este proyecto cumple con los requisitos exigidos por los Principios Bioéticos de Investigación en Seres Humanos.

Por lo tanto, esta Comisión considera este proyecto aprobado.

Esta decisión está basada en la revisión del proyecto de investigación realizada por tres (3) evaluadores expertos en el área de la bioética.

_____

Por la Sub-Comisión de Bioética
Departamento de Ciencias Funcionales

En Barquisimeto, a los __15__ del mes de ___enero___ del _2013___

ANEXO D

HISTORIA CLINICA
USO DE METFORMINA Y SITAGLIPTINA EN SOP

		No.		
		Fecha:		
Paciente:		Sexo :	Edad:	
Fecha de nacimiento:		Ocupación:		
Dirección:				
Ciudad:	Estado:		Teléfono:	
Motivo de consulta:				

ENFERMEDAD ACTUAL:

ANTECEDENTES PERSONALES

HTA
DIABETES MELLITUS
QX
ASMA
DISLIPIDEMIA
HIGADO GRASO
OTROS.

ANTECEDENTES FAMILIARES

MADRE
PADRE
HERMANOS
HIJOS
OTROS

ANTECEDENTES GINECOLOGICO

MENARQUIA **CICLOS** **FUR** **ULTIMO CONTROL GINECOLOGICO** **HISTORIA OBSTETRICA**

HABITOS PSICOBIOLOGICOS

CIGARRILLO(data, cantidad y frecuencia) **ALCOHOL**(data, cantidad y frecuencia) **EJERCICIO**(Cantidad y Frecuencia)

EXAMEN FISICO

PESO: **TALLA:** **IMC:** **CIRCUNFERENCIA ABDOMINAL:** **CIRCUNFERENCIA CADERA:** **INDICE CINTURA CADERA:** **PRESION ARTERIAL** **PULSO:** **CONDICIONES GENERALES** **CARDIOPULMONAR** **ABDOMEN** **EDEMA** **ACANTOSIS NIGRICANS** **ACNE**

CONDROMAS

ALOPECIA ANDROGENICA

HIRSUTIMO

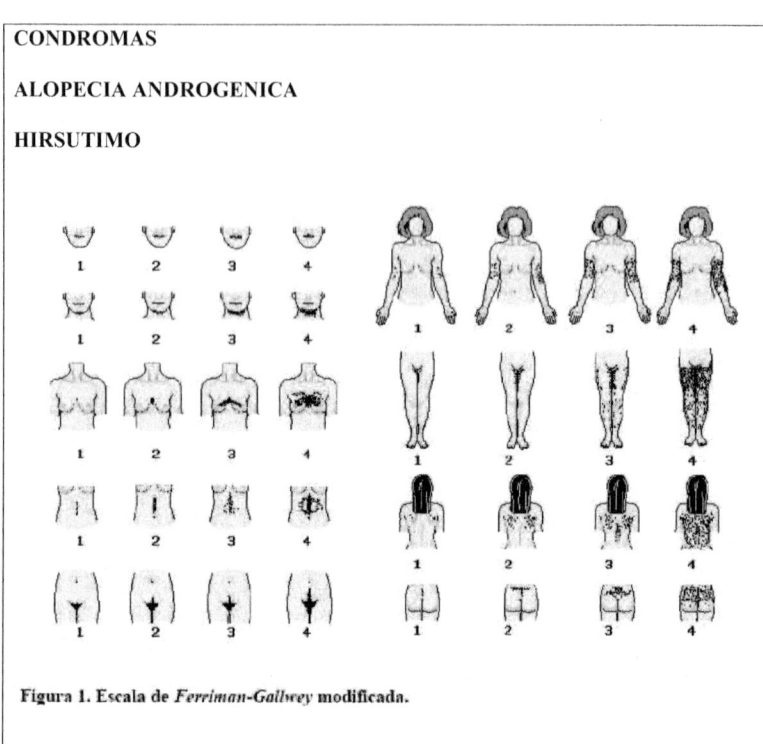

Figura 1. Escala de *Ferriman-Gallwey* modificada.

CRITERIOS DE ROTTERDAM

7. Oligoovulación o anovulación

8. Niveles elevados de andrógenos circulantes o manifestación clínicas de exceso de andrógenos ováricos, descartando patologías como hiperplasia suprarrenal congénita, tumores productores de andrógenos, síndrome de Cushing

9. Morfología de ovarios poliquísticos definidas por ecografía.

SEMANA 0

ECO HEPATICO

ECOGENICIDAD HEPATICA

VESICULA

HIGADO GRASO

ECO TRANSVAGINAL
VOLUMEN OVARIO DERECHO
VOLUMEN OVARIO IZQ UIERDO
ASPECTO ECOGRAFICOS DE LOS OVARIOS

LABORATORIO

Glicemia en ayunas	
Insulina en ayunas	
HOMA-IR	
Glucosa post 75 gr de glucosa (2h(	
Insulina post75g de glucosa (2h)	
Colesterol total	
Triglicéridos	
HDL colesterol	
LDL colesterol	
AST	
ALT	
AcidoUrico	
Testosterona libre	
Progesterona	
IL-6	
FNT - ALFA	
PCR	
IL-1B	

DROGA A RECIBIR:

SEMANA 2
ADHERENCIA AL TRATAMIENTO:

EFECTOS COLATERALES

SEMANA 4
ADHERENCIA AL TRATAMIENTO:

EFECTOS COLATERALES

SEMANA 6
ADHERENCIA AL TRATAMIENTO:

EFECTOS COLATERALES
SEMANA 8
ADHERENCIA AL TRATAMIENTO:

EFECTOS COLATERALES

SEMANA 12

CICLO MENSTRUAL:

ADHERENCIA AL TRATAMIENTO:

EFECTOS COLATERALES

EXAMEN FISICO

PESO:
TALLA:
IMC:
CIRCUNFERENCIA ABDOMINAL:
CIRCUNFERENCIA CADERA:
INDICE CINTURA CADERA:
PRESION ARTERIAL
PULSO:
CONDICIONES GENERALES

CARDIOPULMONAR

ABDOMEN

EDEMA

ACANTOSIS NIGRICAS

ACNE

CONDROMAS

ALOPECIA ANDROGENICA

HIRSUTIMO

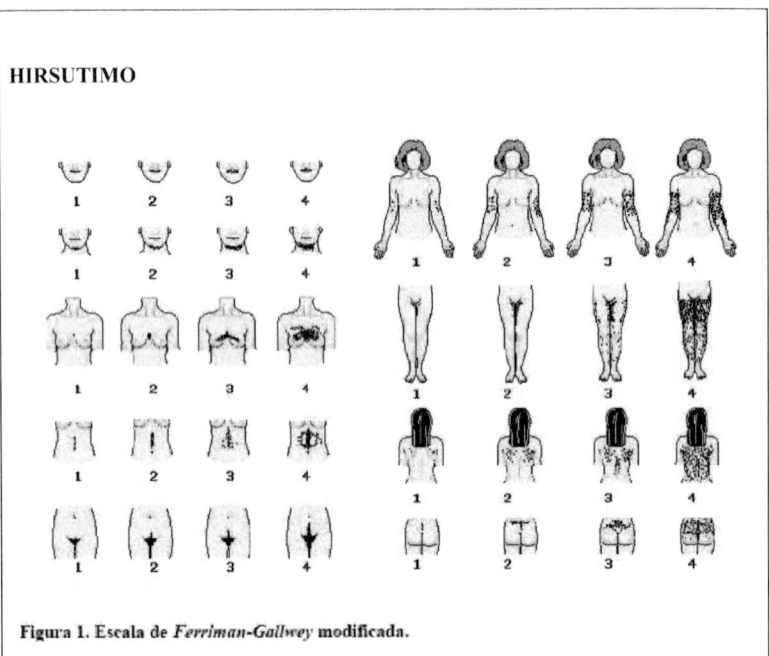

Figura 1. Escala de *Ferriman-Gallwey* modificada.

SEMANA 12

ECO HEPATICO

ECOGENICIDAD HEPATICA

VESICULA

HIGADO GRASO

ECO TRANSVAGINAL

VOLUMEN OVARIO DERECHO

VOLUMEN OVARIO IZQ UIERDO

ASPECTO ECOGRAFICOS DE LOS OVARIOS

LABORATORIO

Glicemia en ayunas	
Insulina en ayunas	
HOMA-IR	
Glucosa post 75 gr de glucosa (2h(	
Insulina post75g de glucosa (2h)	
Colesterol total	
Triglicéridos	
HDL colesterol	
LDL colesterol	
AST	
ALT	
Acido Úrico	
Testosterona libre	
Progesterona	
IL-6	
FNT - ALFA	
PCR	
IL-1B	

DATOS PERSONALES:

Nombre y Apellidos: Meza Zerpa Isabel Antonieta
C.I. 10371078
Teléfonos: 0251 2591841.

DATOS ACADEMICOS

Médico Cirujano. Universidad Centroccidental "Lisandro Alvarado". 1995,
Postgrado en Medicina Interna. 2002.
Maestría en Educación Superior mención Ciencias de la Salud. 2008.

CARGO ACTUAL:
Docente del Decanato de Medicina de la Universidad Centroccidental "Lisandro
Alvarado". Categoría: agregado.

INVESTIGACIONES

PREVALENCIA DE ALTERACIONES EN EL FUNCIONALISMO   RENAL EN
HIPERTENSOS. CONSULTA DE MEDICINA INTERNA.   AMBULATORIO
URBANO TIPO II CERRO GORDO.   BARQUISIMETO. FEBRERO - ABRIL,
1995.

RELACION   ENTRE   CREATININA   SERICA   Y   DEPURACION   DE
CREATININA EN PACIENTE HIPERTENSOS.1995.

HIPERTENSION ARTERIAL TRANSITORIA. 1998

OLIGOHIDRAMNIOS   COMO   EXPRESION   INICIAL   DE   SINDROME
ANTIFOSFOLIPIDO. PRESENTACION DE UN CASO.1998.

PROLAPSO GENITAL TOTAL MAS MIASIS SOBREAGREGADA. A
PROPOSITO DE UN CASO. 1998.

MANEJO MEDICO DE LA CETOACIDOSIS DIABÉTICA Y EL ESTADO
HIPEROSMOLAR NO CETOSICO EN LA UNIDAD DE CUIDADOS
INTERMEDIOS DEL DEPARTAMENTO DE MEDICINA DEL HOSPITAL
CENTRAL UNIVERSITARIO ANTONIO MARIA PINEDA, BARQUISIMETO,
JUNIO 1999- JUNIO 2000

SÍNDROME   ANTOFOSFOLIPIDO   PRIMARIO   Y   TROMBOSIS
INTRAVENTRICUAR IZQUIERDA 2001.

MARCADORES DE INFLAMACIÓN EN AVC ISQUÉMICO: HOSPITAL DR. ANTONIO MARIA PINEDA. BARQUISIMETO, EDO. LARA. JUNIO – DICIEMBRE 2001.

UTILIDAD DE LA TINCION DE GRAM DE ESPUTO EN LA NEUMONÍA ADQUIRIDA EN LA COMUNIDAD. HOSPITAL UNIVERSITARIO ANTONIO MARIA PINEDA. JULIO 2000– JULIO2001.

COMPARACIÓN TERAPEUTICA ASA/WARFARINA EN PACIENTES CON FIBRILACIÓN AURICULAR CRÓNICA EN PREVENCIÓN DE ACV ISQUÉMICO: SERVICIO DE AGUDOS Y SUB-AGUDOS. DEPARTAMENTO DE MEDICINA HOSPITAL CENTRAL ANTONIO MARIA PINEDA. 2001.

NEURITIS OPTICA BILATERAL ASOCIADA A SINDROME DE VOCT-KOYANAGI-HARADA. A PROPOSITO DE UN CASO. 2003.

PROPUESTA DE UN PLAN DE EVALUACIÓN DEL PROCESO DE ENSEÑANZA - APRENDIZAJE PARA LA ASIGNATURA MEDICINA I. PROGRAMA DE POSTGRADO EN MEDICINA INTERNA. DECANATO DE MEDICINA. UNIVERSIDAD CENTROCCIDENTAL "LISANDRO ALVARADO". BARQUISIMETO ESTADO. LARA. 2007.

PAPEL DE LAS CITOQUINAS EN LA PATOGÉNESIS DEL SÍNDROME DE OVARIO POLIQUÍSTICO Y FACTORES METABÓLICOS ASOCIADOS. 2010.

ACCIONES BIOLÓGICAS DE LAS INCRETINAS EN LA HOMEOSTASIS GLUCIDICA Y OTROS EFECTOS SISTÉMICOS.2014.

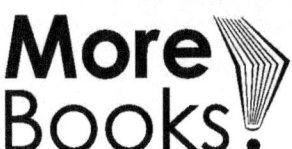
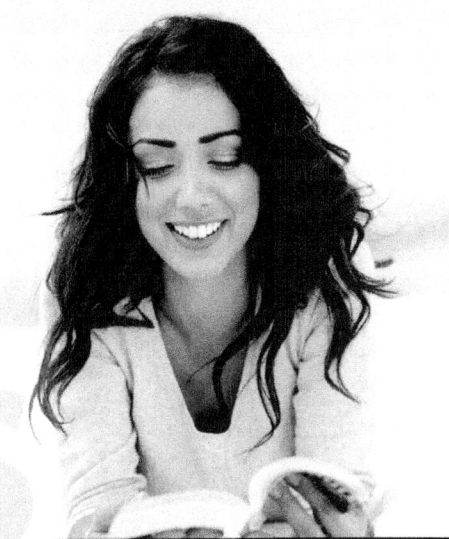 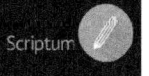

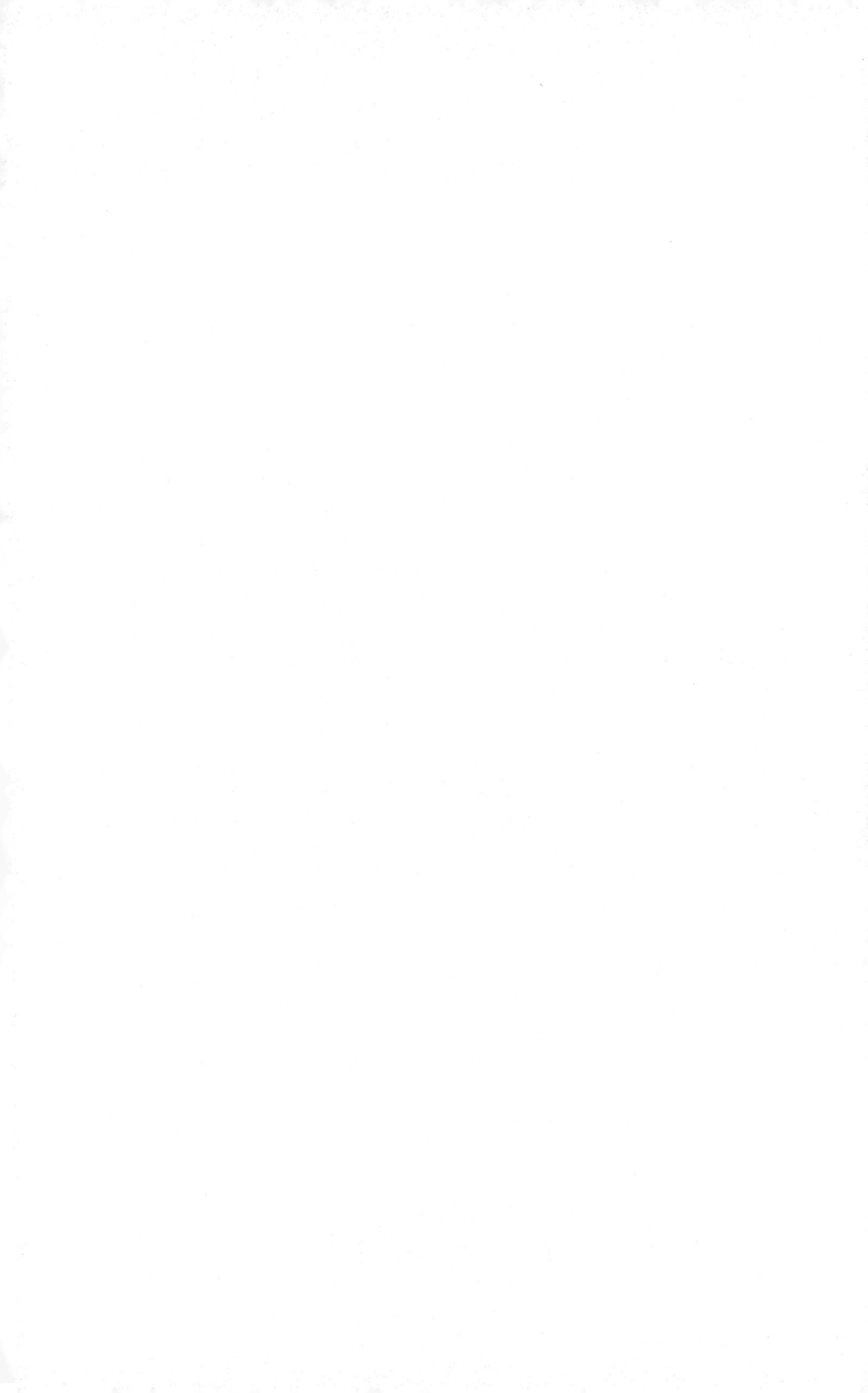

Printed in Great Britain
by Amazon

17927627R00088